長跑運動全攻略

楊世模 著

全攻略

健體·訓練·比賽

增訂版

商務印書館

長跑運動全攻略 —— 健體・訓練・比賽（增訂版）

作　　者：	楊世模
責任編輯：	蔡柷音
封面設計：	涂　慧
出　　版：	商務印書館（香港）有限公司
	香港筲箕灣耀興道 3 號東滙廣場 8 樓
	http://www.commercialpress.com.hk
發　　行：	香港聯合書刊物流有限公司
	香港新界大埔汀麗路 36 號中華商務印刷大廈 3 字樓
印　　刷：	中華商務彩色印刷有限公司
	香港新界大埔汀麗路 36 號中華商務印刷大廈 14 字樓
版　　次：	2016 年 9 月第 1 次印刷

© 2016 商務印書館（香港）有限公司

ISBN 978 962 07 3439 7

Printed in Hong Kong

版權所有　不得翻印

鳴謝香港運動攝影協會提供部分相片。

謹以此書獻給我的校長
郭慎墀太平紳士 MBE, JP
(1930-2012)

謹以此書獻給我的校長
郭慎墀太平紳士 MBE, JP
(1930-2012)

目錄

第一部分——強身健體篇

第一章
跑出健康人生

第二章
萬事起頭 "易"

第二部分——技術訓練篇

第三章
掌握長跑技術訓練

第四章
訓練方法與策略

第五章
預防受傷妙法

第六章
壓力緊身衣與肌內效貼布

第三部分——比賽實戰篇

第九章
賽前輕鬆調整身心

第十章
香港馬拉松全攻略

樂在跑中

　　《長跑運動全攻略——健體・訓練・比賽》一書在 2012 年出版初版，蒙讀者厚愛，已重版三次。

　　這幾年間本地的長跑熱，可說是遍地開花。2015 年全港就有大大小小共 118 場長跑賽事，同一週日，三場比賽已是常態。高峰期曾有六場賽事同日舉行！長跑發燒友真的是馬不停蹄地遊走各項賽事。同時熱門的比賽很多時候都很容易額滿見遺，就以田總所舉辦的 Asics 10k、Nike 女子 10K、Brooks 15K、美津濃半馬及渣打馬拉松為例，經常瞬即爆滿，向隅者，為數不少。

　　普及化的必然現象是跑手的光譜寬了，精英跑手談的是成績、名次。羣眾跑手所追求的可大不相同。王國維在他的《人間詞話》道出做學問者的三個境界。王家衛在《一代宗師》也說習武者有三個境界：見自己、見天地、見眾生！跑者是否也經過三個境界呢？

　　初跑者，多是抱着強身健體的心態，誠惶誠恐，戰戰兢兢，每次練習或比賽都擔心自己心有餘而力不足，根本沒時間理會週邊的其他跑手，所謂"自己知自己事"，每次練完在臉書羣組的 posting 多是常存感恩。不想也不敢和別的跑手比較，還是了解自己多一點更好。這方面，本書的初版主要是針對這批初跑者，為初跑者道出長跑強身健體的好處，長跑訓練要旨及比賽實戰篇。本書的修訂版在這三方面都加強了內容，分析坊間常見的一些謬誤。

　　跑手跑齡多了，見識多了，不期然想看看天地，posting 見的多是自己的成績、訓練日誌，同時愛問問別人的成績，又喜歡和自己的比較一下。這時候不僅僅是強身健體了，是挑戰自己極限的階段，挑戰自己，尋求不同的訓練方案，但風險隨即增加了，受傷機會也大了。本書的修訂本增添了二大章節，和這班跑手探討不同的訓練方法，策略及科學理據。壓力緊身衣與肌內效貼布在坊間大行其道，實際的長跑效益，是否明顯呢？

　　或者對更多跑者來說，久而久之，慢慢地，他們會到了拈花一笑的境界，正如關漢卿所説："賢的是他，愚的是我，爭甚麼？"在人生馬拉松上，匯聚同道，樂在跑中，互相配合，發放跑步正能量！

　　和初版一樣，本書所得的作者版稅，會悉數捐助聯合國難民署，幫助世界上最脆弱無助的人。

跑吧！

　　《長跑運動全攻略——健體・訓練・比賽》一書的出版，緣於最近三年和香港業餘田徑總會合作，舉辦馬拉松訓練班得來的經驗。當中跟學員分享交流，讓我明白很多初學者對長跑充滿熱愛及熱誠，但同時他們亦有很多疑問、困惑。故希望本書能幫助更多熱愛長跑的初學者，認識長跑，投入此運動，促進身心健康。

　　坊間及網上都有很多長跑訓練的討論，但如何找到資訊正確、最適合自己而行之有效的訓練方法？本書主要分三個部分——強身健體篇、技術訓練篇與比賽實戰篇，從長跑的好處開始，仔細探討各種長跑話題。

　　長跑除了可強身健體，還可減低患上多種慢性病如心血管疾病、糖尿病，癌症、情緒病等機會。

要達到以上效益，持之以恆地跑步正是不二法門。技術訓練篇由基礎開始，讓讀者按照自己的能力，設計適合的訓練方案，循序漸進向目標進發。跑步受傷是很多跑手都經歷過的難題，適當的熱身、伸展運動及選擇合適的跑步鞋能預防受傷嗎？書中會分析並糾正常見的錯誤訓練觀念。比賽實戰篇着重實踐，跑手訓練已久，是時候檢視訓練成果。比賽前，應注意甚麼？賽前訓練調節、賽道特色及水站分佈都是初次參加渣打馬拉松的必看內容。

長跑是種充滿鼓勵性的運動，這三年的訓練班中，看着一個又一個學員從開始時只能完成十多分鐘的緩步跑，到成功完成第一次 10 公里跑、半馬跑或全馬跑，當中的振奮心情，是滿有激動及感恩的。自己在跑步的歷練過程中，要多謝啟蒙教練陳國輝先生、教練 Mike Field、彭沖先生的多方面栽培及那羣一同成長的跑手，還有校長郭慎墀那循循善誘、有教無類的精神，這些思想和經歷每天都在影響着我。

練習長跑的人都有其個人跑步目標，但這世上卻有些人，因為天災或戰亂而被迫跑離家鄉，跑只是為了一線生機。聯合國難民署正是協助這羣人的機構，他們的主要工作是保護及協助全球難民。如聖經所言："原來那地上的窮人永不斷絕，所以我吩咐你說：'總要向你地上困苦窮乏的弟兄鬆開手。'"

本書所得的作者版稅，會悉數捐助聯合國難民署，幫助世界上最脆弱無助的人。

本書能順利出版，需鳴謝商務印書館編輯蔡枕音的催促、忍耐及筆潤、理工大學康復治療科學系的一羣物理治療學生、跑手及朋友的幫助，他們包括：顏貝珊、韓卓勛、黃嘉雯、劉芷玲、陳嘉乾、黃佩兒、邵樂而，還有馮宏德先生提供賽道資料。

第一部分

強身健體篇

第一章

跑出健康人生

1.1 遠離亞健康

　　運動有益健康是金科玉律，而西方醫學啟蒙者希波克拉底 (Hippocrates) 曾說過：“給每過人適量的飲食及運動，不太多，不太少，就是達至健康的最佳方法”。遠古的人類會跑步因為要在野外求生。到了工業革命年代，人們大多從事工業，體力勞動是必須的。今天則可謂“低頭一族年代”，工作較着重知識和智慧，勞心遠遠大於勞力，大部分人工作時間長，以至身心疲乏，影響身心健康。1953 年的典堂級醫學期刊 *The Lancet* 刊登了一項有關巴士司機和車上售票員患急性冠心病病症的研究，報告發現司機比售票員發病率多兩倍，分別在於司機終日坐着而售票員要在車上走動發售車票。城市人處於亞健康狀態的比率多，主要跟城市生活節奏急促、競爭強、壓力大及不良的生活習慣等問題有關。要遠離亞健康，除了回歸大自然，過寧靜簡樸的生活外，在營營役役的城市生活中，如何能增強體魄？答案很簡單，持之以恆地進行帶氧運動是其中一個好方法，例如跑步。

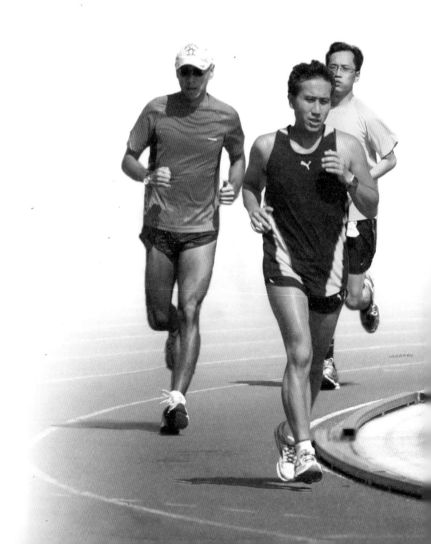

1.2 香港人習慣不運動

媒體經常報道，香港人缺乏運動，但另一方面我們又經常聽到每年參加馬拉松長跑比賽有 7 萬多人，到底香港人近年運動習慣的軌跡是怎樣的呢？良好的運動習慣是每星期至少做三次中強度或以上的運動，每次平均 30 分鐘以上。可惜，合乎此條件的青少年只有 24.6%，成年人更只有 21.6%，長者比較好，有 53.1%。

當我們在靜止狀態時，以 1 公斤的體重計算，每分鐘會消耗 3.5 毫升的氧氣（1MET），即為基本新陳代謝所需的氧份消耗量。運動則可分為三種：低度（1~3MET）、中等（3~6MET）和高強度（6MET 以上）。衛生署在 2009 年的行為風險因素調查顯示，約五分之一的人只進行 "低度" 體能活動（low level of physical activity，即不計算基本的活動如食飯、洗澡等，平日長期處於不運動的狀態。），例如文職人員的體能活動水平便多屬低度。

世界衛生組織於 2010 年的報告指出[1]，全世界平均有 31% 的人不能完成以維持健康為前提，而建議的活動量（即每週累積 150 分鐘的中等活動量），（男士佔 28%，女士佔 34%）。而在香港，根據康文

1　Global status report on noncommunicable diseases. Geneva. World Health Organization, 2010.

署於 2012 年的體質檢查報告，達到這指標的中年人士只有 28.5%。他們工作和日常生活中，久坐不動，而且多依賴交通工具，不走路或踏單車等，顯然令運動量減少，高收入人士的運動量更明顯不足。

1.3　運動少病痛多

目前全球人口的健康水平受三方面影響：人口老化、無系統而混亂的快速城市化和全球一體化。這些原因影響城市人的生活模式，靜態生活增加，體能活動越來越少。他們的整體健康狀況日差，引發慢性病的危險因素增加（如高血壓、高血糖和超重等），還提高了患心血管疾病、糖尿病和癌症等慢性病的機會。據估計，大約 21%~25% 的乳腺癌和直腸癌、27% 的糖尿病和 30% 缺血性心臟病可以歸因於缺乏體能活動[2]。

根據世界衛生組織的報告，在 2008 年全球 570 萬死亡人口中，有 63% 是死於非傳染病，當中主要是癌症、中風、缺血性心臟病、糖尿病和慢性支氣管病等。事實上，非傳染病與人類的生活方式息息相關，當中包括不健康飲食、缺乏運動和超重。缺乏體能活動已成為全球死亡率中主要危險因素的第

2　Global health risks: mortality and burden of disease attributable to selected major risks. Geneva. World Health Organization, 2009.

四位（佔全球死亡歸因的 6%）、僅次於高血壓（佔 13%）、使用煙草（佔 9%）和高血糖（佔 6%），超重和肥胖則佔全球死亡原因的 5%[3]。可想而知，缺乏運動，不單影響自己的健康，同時為社會帶來沉重的醫療負擔。

1.4　運動無分貧與富

目前，慢性非傳染性病已成為全球超過 50% 的疾病負擔，每 10 個人類的死亡案例中，約有 6 個歸因於慢性非傳染性病[4]。此全球問題，對低收入和中等收入的國家如非洲造成嚴重的威脅。目前這些國家接近 45% 的成人疾病負擔源於慢性非傳染病，她們同時面對傳染病和非傳染病，其醫療體系需應付兩類疾病的治療費用負擔，可謂百上加斤。

世界衞生組織於 2002 年指出，運動不僅改善人們的健康，亦能提升他們的生活質素。所以不論高收入或低收入國家，都應該向國民提倡多做運動的訊息。2004 年 5 月，第 57 屆世界衞生大會通過倡議《飲食、身體活動與健康全球戰略》，敦促成員國制訂其本國體能活動的計劃和政策，增加國民的

3　Global health risks: mortality and burden of disease attributable to selected major risks. Geneva. World Health Organization, 2009.

4　The global burden of disease: 2004 update. Geneva .World Health Organization, 2008.

體能活動水平[5]。2008 年 5 月，再一次向各成員國提出倡議[6]。同年，康樂及文化事務署及衛生署推行全民運動，以"日日運動身體好，男女老幼做得到"為宣傳口號，鼓勵市民大眾多做運動。2008 年，香港政府發表的策略框架文件《促進健康：香港非傳染病防控策略框架》，衛生署亦於 2010 年回應該文件，制訂促進香港健康飲食及體能活動參與的行動計劃書。督導委員會已確認 4 個優先行動範疇及其 11 項建議，訂定計劃的發展方向並提供支援服務[7]，康文署亦於 2011 年推行全港首個社區體質測試計劃，了解香港市民的體質狀況及運動模式。

1.5　跑步豈止如沐春風

　　如果你剛開始嘗試慢跑，跑步後，往往會感到心情愉快，如沐春風。久而久之，你可能對跑步"上癮"，有不跑不快的感覺。如果你熱愛長跑，並看過日本作家村上春樹的《關於跑步，我說的其實是……》一書，一定會對村上提到跑步那種自我滿足

5　Resolution WHA517.17, Global Strategy on Diet. Physical Activity and Health. In: Fifty-seventh World Health Assembly, Geneva, 17-22 May 2004. Resolutions and decisions, annexes, Geneva, World Health Organization, 2004.

6　2008-2013 Action Plan for the Global Strategy for the Prevention and Control of Noncommunicable Diseases. Geneva, World Health Organization, 2008.

7　Action plan to promote Healthy Diet and Physical Activity participation in Hong Kong. Department of Health, Hong Kong SAR.

的感覺，並會心微笑。科學文獻大多指出，跑步能刺激神經系統，釋放令人興奮和愉快的化學物質，如貝他—安多芬（beta-endorphin）和內源性大麻素（endocannabinoids）等，令人加強了做運動的意欲 [8]。

　　跑步的效益，豈止令人如沐春風。跑步是其中一種帶氧運動，很多權威的研究機構都指出，跑步能帶來下列相關的健康效應。

增強心肺健康

　　減低冠心病、心血管病和高血壓等發病機會。心肺健康與身體活動的強度、頻數、持續時間和活動總量之間有直接的劑量反應關係。例如你的活動頻數越高，你的心肺會相對地較健康。通常每週進行 150 分鐘，屬中等及高強度的身體活動，有助降低患上以上疾病的風險。

提高代謝功能

　　降低患上糖尿病如第二型糖尿病、代謝綜合症的風險及減少出現肥胖的情況。每週進行 150 分鐘，屬中等至高強度的身體活動，可顯著減少上述疾病的風險。

8　Boecker H, Sprenger T, Spilker ME, Henriksen G, Koppenhoefer M, Wagner KJ, Valet M, Berthele A, Tolle TR.The runner's high: opioidergic mechanisms in the human brain. *Cereb Cortex*. 2008 Nov;18(11):2523-31.

保持肌肉及骨骼系統健康

令骨骼健康，預防骨質疏鬆。進行負重的耐力和抗阻力身體活動，如上坡跑、長跑的輔助訓練等，可以有效促進骨密度（bone density）增加。建議每週 3~5 天，每次進行 30~60 分鐘中等至高強度的身體活動。積極健體的成年人，髖部或脊椎骨折的風險一般較低，恆常跑步可以增加骨骼和肌肉體積、力量（force）、功率（power）、神經和肌肉反應。

預防癌症

有規律及持之以恆地進行帶氧運動，能有效降低乳腺癌和結腸癌的患病風險，根據科學文獻顯示，建議每天至少進行 30~60 分鐘，中等至高強度的身體活動，才有較顯著的幫助。

預防抑鬱症

跑步不但能增強心肺功能，同時能刺激神經系統，釋放令人興奮和愉快的化學物質。對整體心理健康、降低患上抑鬱或焦慮症狀有積極作用。

總括來說，與身體活動較少的成年男性和女性比較，活動較多的人患上以上疾病，並導致死亡的比率較低。

1.6　身型窈窕的妙方

　　近年香港人纖體成風，減肥方式五花八門，其實最有效方法是透過運動去消耗能量，達到消脂減肥的效果。理論上，當我們的運動量能燃燒體內 3500 卡路里時，就可減去一磅脂肪（約 0.45 公斤）。持之以恆的帶氧運動能有效消耗能量及改善肌肉素質，再配以有效的飲食控制，便能達到減肥目的。另外，帶氧運動更可以改善身體的脂肪分佈。

　　要討論恆常運動如何幫助消脂減肥，就要理解運動過程中的能量消耗。如 1.2 節所述，MET 可評估一個人活動時的氧氣消耗量，同時也可表示人體消耗熱量的情況。當我們在靜止狀態時，基本的新陳代謝的氧消耗是每分鐘 3.5 毫升每公斤 ，我們統稱此為 1MET。若我們遵從美國運動醫學學會（ACSM）的運動健康建議，每日進行 30 分鐘的有氧運動，而運動量屬中等（3~6MET）的話 [9]，一個體重 75 公斤的人，要計算其消耗的卡路里，還需知道一升的氧氣等於五卡路里（1L=5 Kcal）。算式如下：

9　　Haskell WL, Lee IM, Pate RR, Powell KE, Blair SN, Franklin BA, Macera CA, Heath GW, Thompson PD, Bauman A. Physical activity and public health: updated recommendation for adults from the American College of Sports Medicine and the American Heart Association. *Med Sci Sports Exerc*. 2007 Aug;39(8):1423-34.

中等強度運動 (3MET) 所消耗的卡路里

5 kcal x 30 min x (3MET x 3.5ml /kg/ min x 75 kg / 1000) = 118 kcal

中等強度運動 (6MET) 所消耗的卡路里

5 kcal x 30 min x (6MET x 3.5ml /kg/ min x 75 kg / 1000) = 236 kcal

其總能量消耗約為 118~236 卡路里，減去他靜止狀態時所消耗的能量 39.3 卡路里，總運動消耗就是 79~197 卡路里。若依循此計劃每天運動，身體每星期大約可以消耗 551~1379 卡路里，約等於消耗體重 0.16~0.4 磅 (約 0.45 公斤) 脂肪。

只要持之有恆地運動，6 個月的運動就可減掉大約 4.2~10.4 磅。只要有恆心，運動的確能消脂減肥，同時也能達到強身健體的效果。至於坊間常說跑步會令小腿變粗，實無科學論證，只要簡單看看一些頂尖的長跑好手，他們絕大部分都擁有一對修長而結實的小腿，這樣便能辨清該論調的真偽。

第二章

萬事起頭 "易"

健康 (health) 與健身 (fitness) 是兩個不同的概念。我們平時跑步或者進行體能訓練，是在進行健身，但是健康並不一定會隨之而來。不當的訓練與比賽可能會帶來心理和生理上的壓力以及傷病，而近年來馬拉松比賽中參賽者猝死的事件亦有發生。很多人通過跑步鍛鍊，雖然成績有所提高，但是所付出的代價是傷病困擾以及影響健康。所以要通過科學化的訓練，在健身的同時得到健康。

2.1 評估長跑風險

任何運動都存在受傷風險，但長跑相對其他劇烈運動，受傷風險還是較小。雖然我們在報章中偶然會看到有人跑步猝死的新聞，但其實這個機會率極少。香港渣打馬拉松從 1997 年開始至 2012 年，參賽人次達 50 萬而當中不幸猝死的有 2 名跑手。猝死率為 0.0004%。Kim 等學者追蹤了過去十年（2000 年 1 月至 2010 年 5 月）在美國舉行的半馬及全馬拉松賽事，在 1090 萬名跑手中有 59 個心臟休克個案，其中 42 人不治[1]。休克發生率是 0.00054%，不幸猝死率為 0.00039%。而全馬拉松發生率比半馬為高。在半馬的 59 個心臟休克個案中，男運動員佔大多數（86%），平均歲數為 42 ± 13，而不幸身故及倖存者的平均歲數分別是 39 ± 9 及 49 ± 10，當中肥厚型心肌病是主要的參加者殺手。

研究結果與 ACSM 所公告的相若，即 35 歲或以下的猝死者，肥厚型心肌及先天性冠狀動脈異常是最主要的症狀[2]。35 歲或以上的不幸者，冠狀動脈粥樣硬化性心臟病（簡稱冠心病）則是他們的主要殺手。事實上，參加馬拉松或半馬而猝死的機會比

1　Kim JH, Malhotra R, Chiampas G, d'Hemecourt P, Troyanos C, Cianca J, Smith RN, Wang TJ, Roberts WO, Thompson PD, Baggish AL; Race Associated Cardiac Arrest Event Registry (RACER) Study Group. *N Engl J Med*. 2012; Jan 12;366(2):130-40.

2　Balady GJ, Chaitman B, Driscoll D, Foster C, Froelicher E, Gordon N, Pate R, Rippe J, Bazzarre T. Recommendations for cardiovascular screening, staffing, and emergency policies at health/fitness facilities. Circulation. 1998 Jun 9;97(22):2283-93.

做其它較劇烈的運動而猝死的機會為低 [3,4] 。

　　計劃參加長跑的朋友，需要訂定一個適合自己的訓練計劃。運動有益健康，事前若先進行自我評估，了解自己的身體狀況，就更安全放心。美國運動醫學會（American College of Sports Medicine, ACSM）及美國心臟協會（American Heart Association, AHA）設定以下問卷（表 2.1~2.3），方便人們評估自己的危險因素，決定開始訓練前是否需要接受詳細身體檢查 [5] 。

2.2　風險評估你要知

　　運動前的風險評估（Pre-participation examination, PPE）在運動醫學界常有討論，目的主要是減少因運動誘發心臟病甚至猝死。運動前風險評估的方法，主要分成 2 大陣營，歐洲國家如意大利要求每一名參加運動的年輕人要做靜態心電圖評估，美國及英聯邦國家則較注重風險評估問卷及醫生檢查，當兩者有異時再作心電圖評估及其它檢查。無論如何，運動誘發心臟病的風險評估問卷，應該是關心自身

3　Harmon KG, Asif IM, Klossner D, Drezner JA. Incidence of sudden cardiac death in National Collegiate Athletic Association athletes. *Circulation* 2011;123: 1594-600.

4　Harris KM, Henry JT, Rohman E, Haas TS, Maron BJ. Sudden death during the triathlon. *JAMA* 2010;303:1255-7.

5　American College of Sports Medicine Position Stand and American Heart Association. Recommendations for cardiovascular screening, staffing, and emergency policies at health/fitness facilities. *Med Sci Sports Exerc*. 1998 Jun; 30(6): 1009-18.

健康所需要做的，一般常用的問卷有美國運動醫
學會冠心病危險因素問卷及美國心臟協會 / 美國運
動醫學會的運動前心血管病篩查問卷（Pre-exercise
cardiovascular screening tool）AAPQ [6]。AAPQ 主要有
三部分，第一是病史，第二部分是病徵，第三部分
心血管病風險因數，現附錄如下：

表 2.1

病史	
☐	心臟病發作 (Heart attack)
☐	心臟手術 (Heart surgery)
☐	心臟插管 (Cardiac catheterization)
☐	冠狀動脈腔再成形術 (Coronary angioplasty)，俗稱通波仔
☐	心臟起搏器 / 植入式心臟除顫器 / 心律節奏干擾 (pacemaker/implantable cardiac defibrillator/rhythm disturbance)
☐	心臟瓣膜病 (Heart valve disease)
☐	心臟移植術 (Heart transplantation)
☐	先天性心臟病 (Congenital heart disease)
假若你有上述一項或以上，建議運動前先諮詢家庭醫生意見。	

6　Balady GJ, Chaitman B, Driscoll D, Foster C, Froelicher E, Gordon N, Pate R, Rippe J, Bazzarre T, "Recommendations for cardiovascular screening, staffing, and emergency policies at health/fitness facilities", *Circulation* 1998 Jun 9;97(22):2283-93.

表 2.2

病徵
☐ 曾遇到勞累時胸部不適 (experience chest discomfort with exertion)
☐ 曾遇到不合理的呼吸困難 (experience unreasonable breathlessness)
☐ 曾遇到頭暈、昏厥、眼前發黑 (experience dizziness, fainting, blackouts)
☐ 正服用心臟病藥物 (taking heart medications)
☐ 肌肉骨骼系統有問題 (have musculoskeletal problems)
☐ 感覺做運動可能不安全，會有風險 (have concerns about the safety of exercise)
☐ 需服藥 (take prescription medication(s))
☐ 已懷孕 (pregnant)
假若你有上述一項或以上，建議運動前先諮詢家庭醫生意見。

表 2.3

	心血管病風險因數
☐	男性：年齡大於 45 歲 (you are a man older than 45 years)
☐	女性：年齡大於 55 歲，或曾進行子宮切除術，或已停經 (you are a woman older than 55 years, or you have had a hysterectomy or you are postmenopausal)
☐	抽煙 (smoke)
☐	血壓≥ 140/90 (blood pressure is ≥ 140/90)
☐	不知道自己的血壓 (don't know your blood pressure)
☐	血液中的膽固醇水平 ≥ 240 毫克 / 分升 (blood cholesterol level is ≥ 240 mg/dl)
☐	有一位有血緣關係的近親（父親或兄弟）在 55 歲前曾有過心臟病發作，或一位（母親或姐妹）在 65 歲前曾有過心臟病發作 (have a close blood relative who had a heart attack before age 55 (father or brother) or age 65 (mother or sister))
☐	糖尿病患者，或需服藥控制你的血糖 (You are a diabetic or taking medicine to control your blood sugar)
☐	平常沒做運動（即每週至少 3 天≤ 30 分鐘體力活動）(physically inactive (you get ≤ 30 mins of physical activities on at least 3 days per week))
☐	比正常體重≥ 20 磅 (You are ≥ 20 pounds overweight)

假若你有上述兩項或以上，建議運動前先諮詢家庭醫生意見。

假若你在上述三部分都過關，現在就可以坐言起行，定下一個有規律的訓練計劃。

這份 AAPQ 問卷，嚴格來說，傾向保守，相信很多中年人都未能完全通過上述三部分。Whitfield 等學者就從 2001 年至 2004 年全美國健康與營養測檢調查的資料[7]套用到 AAPQ 問卷，發現年齡大於 40 歲者，超過 90% 未能完全通過上述三部分，而需要運動前先諮詢家庭醫生意見，當中主要是年齡及服藥兩項。

計劃明年參加馬拉松的朋友，現在便要開始準備訂定一個適合自己的訓練計劃。運動有益健康，事前若自我評估，了解自己的身體狀況，就更安全放心。右頁的美國運動醫學會問卷，在於評估有沒有冠心病危險因素，訂定是否需要事前接受身體檢查。

7   Whitfield GP, Pettee Gabriel KK, Rahbar MH, Kohl HW III , "Application of the American Heart Association/American College of Sports Medicine Adult Preparticipation Screening Checklist to a nationally representative sample of US adults aged >=40 years from the National Health and Nutrition Examination Survey 2001 to 2004", *Circulation* 2014 Mar 11;129(10):1113-20.

表 2.4 冠心病風險評估

以下八項中，七項為風險因素，最後一項為保護因素，請選有多少項已出現在自己身上。

是	否	風險因素
□	□	家族病史：父親、兄弟或兒子在 55 歲前，母親、姊妹或女兒在 65 歲前，曾患心肌梗塞、接受冠狀動脈搭橋手術、接受擴張冠狀動脈、植入支架的"通波仔"手術，或突然死亡
□	□	吸煙：未戒煙，或食煙超過半年
□	□	高血壓：上壓超過 140mmHg，或下壓超過 90mmHg，或正服用高血壓藥
□	□	高血脂：總膽固醇超過 5.2mmol/L（或壞膽固醇（LDL）高於 3.4mmol/L，或好膽固醇（HDL）低於 0.9mmol/L，或正服用膽固醇藥
□	□	不良血糖值：空腹血糖超過 6.1mmol/L
□	□	肥胖：以亞洲人標準，身體質量指數（BMI）超過 25，BMI＝體重（kg）/ 身高（m²）
□	□	久坐不動：沒有運動習慣
是	**否**	**保護因素**
□	□	好膽固醇：超過 1.6mmol/L

再參考下表 2.5，便可知道自己是否冠心病的高危分子。

表 2.5　三重危險級別

低風險	男性 45 歲以下，女性 55 歲以下，沒有冠心病及眩暈等病徵，以及只有一項或沒有任何以上的風險因素
中風險	男性 45 歲或以上，女性 55 歲或以上，又或符合兩項或以上風險因素
高風險	有冠心病及眩暈等病徵，或已有心臟病、腦血管病、慢性阻塞性肺部疾病、哮喘、糖尿病、甲狀腺疾病、腎病及肝病等

假如你屬於低風險一族，現在就可以坐言起行，定下一個有規律的訓練計劃。假如你屬於中風險一族，進行中度運動量的訓練應該沒有問題，但若做劇烈運動，就需要先做身體檢查了。屬於高風險一族的朋友，進行運動前，需要找醫生做身體檢查，由醫生指示，適合做哪類型的運動。

2.3　制訂個人長跑計劃

一般人開始做跑步運動時，首要目標是強身健體，但這裏存在兩個概念，以跑步達至健康及健體 (run for fitness)，但同時間我們可能會忽略了自身是

否可以應付跑步所需的體適能,亦即是我們常說的
fit to run?更可況馬拉松(全馬)是一場長達 42.195
公里的耐力挑戰賽,就算是 10 公里或半馬拉松(半
馬),都需要不同程度的體適能準備,當中包括:

- 心肺機能(cardiovascular fitness)
- 肌肉力量及持久力(muscular strength and endurance)
- 腰核心肌力穩定 (core stability)
- 關節柔軟度(joint flexibility)
- 適當的體脂比例(optimal body composition)

　　不論你選擇參加哪一種長跑賽,開始訓練時,
最好先進行一次客觀的身體適能評估,了解以上四
種機能的情況。下列的測試,是我們在馬拉松 10
公里及半馬拉松訓練班所沿用的測試。

身體質量指數

(BMI)= 體重 (kg) / 身高 (m²)

心肺機能:測量靜態心跳率、量度血壓及進行
2.4 公里走路、緩步跑、跑步的測試。

肌肉力量及持久力:2.4 公里走路、緩步跑、跑
步的測試也可了解跑手的基本肌耐力。另外他們還
可作 35 米快速來回跑 6 次,以便了解其基本速度
及肌力。

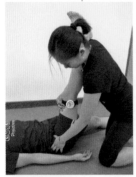
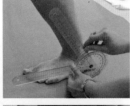
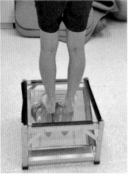

1	2
3	4

1　量度大腿後肌（膕繩肌）

2　量度腓腸肌及比目魚肌的柔軟度

3　量度髕骨的 Q 角度

4　檢查腳形（屬正常、扁平足或高足弓）

　　關節柔軟度：下肢肌肉骨骼受傷是長跑常見的症狀，有研究認為關節柔軟度和下肢關節對位排列不對稱有關，這包括需檢測大腿後肌（膕繩肌）、腓腸肌及比目魚肌的柔軟度[8]、跑手髕骨的 Q 角度[9]及腳形（屬正常，扁平足或高足弓形）[10]。所以我們量度以上 4 項，對預防受傷有很大作用。

8　Hartig DE, Henderson JM. Increasing hamstring flexibility decreases lower extremity overuse injuries in military basic trainees. *American Journal of Sports Medicine* 1999; 27(2): 173-6.

9　Rauh MJ, Koepsell TD, Rivara FP, Rice SG, Margherita AJ. Quadriceps angle and risk of injury among high school cross-country runners. *J Orthop Sports Phys Ther*. 2007; 37(12): 725-33.

10　McCrory JL. Martin DF. Lowery RB. Cannon DW. Curl WW. and Read HM. et al., Etiologic factors associated with Achilles tendonitis in runners, *Med Sci Sports Exerc* 1999; 31 (10): 1374–1381.

體脂比例：由於 BMI 沒有把一個人的脂肪比例（體脂肪比）計算在內，所以 BMI 超標並不一定代表肥胖。舉例，一個身體健碩、經常健身的人，他的 BMI 指數可能超標，但他的體重有很重比例是肌肉，而身體的脂肪比例可能很低。要確立跑手的體脂比例，我們使用脂肪夾測試四個身體部位的皮脂厚度（上臂、大腿、腹及腰）。

有了這些基本資料，我們便可以安排一個切身的訓練計劃。附表 2.6（P.24）是這些測試的正常數據。

訓練要 FITT

運動訓練的要則都是基於運動生理學中的 F.I.T.T. 原則：

Frequency（頻率）：每期訓練次數

Intensity（強度）：運動的訓練量，以最高心跳的百分比，或自己最高運動量的百分比作標準

Time（時間）：每次訓練的時間

Type（運動形式）：如步行、行山、緩步跑及跑步等。要注意運動訓練有其專項原則（principle of specificity），所以訓練必須針對馬拉松所要求的活動形式來進行，包括緩步跑、跑步、上落斜跑等形式進行。

表 2.6

	男	女
BMI	18.5 ≤ BMI < 24	18.5 ≤ BMI < 24
皮脂厚度量度（毫米）		
三頭肌	17.5	
腹部	21	
腰側	16	
大腿	17	17.5
心肺功能量度		
靜態心跳率（每分鐘）	72	
下壓（mm/Hg）	80	
上壓（mm/Hg）	120	
最大攝氧量測試（2.4 公里跑步或步行）		
時間	11 分 6 秒~14 分 24 秒 估計 10K時間：50-65 分	15 分 30 秒~18 分 48 秒 估計 10K時間：70-85 分
速度力量測試（200 米跑 x 2）		
第一段跑速度（秒）	<45	<50
第二段跑速度（秒）	<50	<55
腰核心肌力穩定測試		
核心背肌深層肌肉（秒）	>60	>60
腹直肌（秒）	>120	>100
腹側肌（秒）	>95	>80
髖外側肌及核心深層肌肉（秒）	>10	>8

2.4　訓練入門第一擊：質與量的配合

　　對初級跑手來說，最好是從鍛鍊心肺功能及注意體脂比例開始，進行初階練習。首先訓練要着重高週頻（如每星期 3~5 次）、短時間（如每次 15~30 分鐘）及中強度（消耗 5 至 6 成體力或強度達至心跳訓練區（threshold of heart rate training work zone）內，慢慢以 "10 ＋ 1" 的訓練法，進展至長時間及高強度的訓練。心跳訓練區是指訓練時心跳達到最高心跳的百分比，一般運動生理學書籍都建議有效增強心肺功能的心跳訓練區，應在最高心跳率的 50~70%。那麼最大心跳如何計算？最廣為人知的應該是：220 － 年齡。但這條公式的誤差達 10%。Gellish 等學者通過驗證改良公式，以達至最高心跳率的 50%~70% 計算：

$$\{[206.9 -(0.67×年齡)－靜態心跳率] ×50\%\text{~}70\%\}+ 靜態心跳率 \ [11]$$

　　要留意的是若以最高心跳率計算心跳訓練區，沒有考慮跑手同齡但體能狀態不盡相同的情況，所以有論者認為用心率儲備法（Heart rate reserve

11　Gellish RL, Goslin BR, Olson RE, McDonald A, Russi GD, Moudgil VK. Longitudinal modeling of the relationship between age and maximal heart rate. *Med Sci Sports Exerc* 2007; 39: 822-9.

method, HRR）更能制定有效心跳訓練區。心率儲備計算法是：最高心跳率（HRmax）－ 靜止心跳率（HRrest）。運動時，心跳率低於心跳訓練區，其效用頗低；若高於心跳訓練區，則有危險性，顯示運動量過高。對初級跑手來説，最有效的方法是當你跑步時，還能作簡單的對答，這個步速便適合；假若跑的時候氣喘如牛，很難想像會享受跑的過程。週末期間，可嘗試一次長距離跑。紀錄訓練情況，例如時間、場地、距離、天氣、運動後的感受如氣喘難當或舒服自然等。紀錄資料是一個良好習慣，有助編排訓練計劃、觀察進度、了解身體狀況，避免過勞受傷。"10+1"的訓練法即指，假如第一天你只能跑兩公里，下次訓練時，只能提升 10% 的訓練，即 2 x110%=2.2 公里的距離，逐步增加訓練情況。提升至訓練進階時，普遍是加跑步里數（訓練時間）時，便不加跑速，加跑速便維持訓練里數，不應急進同時加練跑時間和距離，質與量要兩者平衡配合，逐步提升。

2.5　第一次 10 公里跑訓練攻略

對於辦公室一族來說，10 公里跑可能已是一個很大的挑戰，但只要有恆心，坐言起行，12 週的循序跑步訓練，一定能幫助他們完成人生第一次的 10 公里跑。

假如你現時只能在運動場的田徑跑道上走路或慢跑，完成 6 個圈（2.4 公里），右表的訓練計劃便最適合你了。這計劃的特點是循序漸進，每星期提升的跑步里數不多於 10%。此計劃考慮到跑手平常較少訓練，建議先集中提升里數，不提升速度。

表 2.7

10 公里跑訓練計劃一（適合平均一週練跑距離少於 2.4 公里人士）

	總里數（K）	第一天		第四天	
		距離	速度（分鐘/每公里）	距離	速度（分鐘/每公里）
第一週	4.80	2.40	10.00	2.40	10.00
第二週	5.28	2.64	10.00	2.64	10.00
第三週	5.80	2.90	10.00	2.90	10.00
第四週	6.38	3.19	10.00	3.19	10.00
第五週	7.02	3.51	10.00	3.51	10.00
第六週	7.74	3.87	10.00	3.87	10.00
第七週	8.51	4.68	10.00	3.83	10.00
第八週	9.35	5.61	10.00	3.74	10.00
第九週	10.29	6.69	10.00	3.60	10.00
第十週	11.32	7.92	10.00	3.40	10.00
第十一週	12.45	9.34	10.00	3.11	10.00
第十二週	13.69	10.27	10.00	3.42	10.00

每週的第二、第三、第五至第七天停止練跑，稍作休息。

假如你平時會做運動，現時一週的訓練量大約是 10 至 15 公里，以下的訓練計劃有助你在 1.5 小時內完成 10 公里跑。

表 2.8

10 公里跑訓練計劃二 (適合平均一週練跑距離約 10~15 公里人士)

	總里數 (K)	第一天		第四天	
		距離	速度 (分鐘/每公里)	距離	速度 (分鐘/每公里)
第一週	10.00	5.00	10.0	5.00	10.0
第二週	10.00	5.00	9.8	5.00	9.8
第三週	11.00	5.50	9.8	5.50	9.8
第四週	11.00	5.50	9.5	5.50	9.5
第五週	12.20	6.10	9.5	6.10	9.5
第六週	12.20	6.10	9.3	6.10	9.3
第七週	13.32	7.32	9.3	6.0	9.3
第八週	13.32	8.00	9.3	5.32	9.0
第九週	14.64	9.52	9.3	5.12	9.0
第十週	14.60	9.50	9.0	5.10	8.8
第十一週	16.10	10.5	9.0	5.6	8.8
第十二週	16.10	10.5	8.8	5.6	8.6

每週的第二、第三、第五至第七天停止練跑，稍作休息。

假如你現時一週的訓練量已超過 15 公里，你希望在一小時內完成 10 公里，可參考下表的訓練計劃。

表 2.9

10 公里跑訓練計劃三（適合平均一週練跑距離超過 15 公里人士）

	總里數（K）	第一天 距離	第一天 速度（分鐘/每公里）	第三天 距離	第三天 速度（分鐘/每公里）	第四天 距離	第四天 速度（分鐘/每公里）	第五天 距離	第五天 速度（分鐘/每公里
第一週	15.00	7.50	8.0			7.50	8.0		
第二週	15.00	7.50	7.8			7.50	7.8		
第三週	16.60	8.30	7.8			8.30	7.8		
第四週	16.60	8.30	7.6			8.30	7.6		
第五週	18.20	9.10	7.6			9.10	7.6		
第六週	18.20	9.10	7.4			9.10	7.4		
第七週	20.00	10.00	7.4	5.00	7.4			5.00	7.4
第八週	20.00	10.00	7.4	5.00	7.2			5.00	7.2
第九週	22.00	11.00	7.4	5.50	7.2			5.50	7.2
第十週	22.00	11.00	7.2	5.50	7.0			5.50	7.0
第十一週	24.10	12.10	7.2	6.00	7.0			6.00	7.0
第十二週	24.10	12.10	7.0	6.00	6.9			6.00	6.9

每週的第二、第六至第七天停止練跑，稍作休息。

2.6　第一次半馬拉松訓練攻略

半馬拉松是已完成 10 公里跑者的自然進階選擇。
如果現時你一週的訓練量是 10 公里左右，只要努力
訓練，加把勁，便能在指定時間內完成第一次半馬。

表 2.10

馬訓練計劃一（適合平均一週練跑距離約 10 公里人士）

	總里數（K）	第一天		第三天		第四天		第五天	
		距離	速度（分鐘/每公里）	距離	速度（分鐘/每公里）	距離	速度（分鐘/每公里）	距離	速度（分鐘/每公里）
第一週	10.00	5.00	10.0			5.00	10.0		
第二週	11.00	5.50	9.8			5.50	9.8		
第三週	12.10	6.05	9.8			6.05	9.8		
第四週	13.32	6.66	9.5			6.66	9.5		
第五週	14.64	7.32	9.5			7.32	9.5		
第六週	16.10	8.05	9.3			8.05	9.3		
第七週	17.72	8.86	9.3	4.43	9.3			4.43	9.3
第八週	19.48	9.74	9.3	4.87	9.0			4.87	9.0
第九週	21.44	11.79	9.3	4.29	9.0			5.36	9.0
第十週	23.58	14.15	9.0	3.54	8.8			5.89	8.8
第十一週	25.94	16.86	9.0	3.89	8.8			5.19	8.8
第十二週	28.60	20.00	8.8	4.3	8.6			4.3	8.6

週的第二、第六至第七天停止練跑，稍作休息。

如果現時你一週的訓練量是 15 公里左右，而你希望完成第一個半馬拉松跑，難度應該不高。

表 2.11

半馬訓練計劃二（適合平均一週練跑距離超過 15 公里人士）

	總里數（K）	第一天		第三天		第四天		第五天	
		距離	速度（分鐘/每公里）	距離	速度（分鐘/每公里）	距離	速度（分鐘/每公里）	距離	速度（分鐘/每公里）
第一週	15.00	7.50	8.0			7.50	8.0		
第二週	15.00	7.50	7.8			7.50	7.8		
第三週	16.50	8.25	7.8			8.25	7.8		
第四週	16.50	8.25	7.6			8.25	7.6		
第五週	18.16	9.08	7.6			9.08	7.6		
第六週	18.16	9.08	7.4			9.08	7.4		
第七週	19.96	9.98	7.4	4.99	7.4			4.99	6.7
第八週	19.96	9.98	7.4	4.99	7.2			4.99	6.5
第九週	21.47	12.08	7.4	4.39	7.2			5.00	6.5
第十週	21.47	13.18	7.2	3.29	7.0			5.00	6.3
第十一週	24.32	15.70	7.2	3.62	7.0			5.00	6.3
第十二週	24.53	16.91	7.0	3.62	6.9			4.00	6.2

每週的第二、第六至第七天停止練跑，稍作休息。

2.7　第一次全程馬拉松訓練攻略

　　無可否認，越來越多人愛跑馬拉松。2015 年的渣打香港馬拉松就有超過七萬名跑手參加，其中報名參加全程馬拉松的就超過 1.52 萬人，比賽日當天有去參賽的有 1.34 萬多人，能在指定時間內完成的有 12,522 人，但未竟全功的亦不少。若想跑畢全程，最好從 10K 開始，進階至半馬，然後再到全馬便最妥當了，同時訓練上亦要備戰充足，按部就班地增加你跑步的里數。只要練習得法，避免受傷，要完成你的第一次馬拉松絕非難事。當然，要在 12 週內訓練，實在困難。若你有九個月時間訓練，從零開始，這便絕非幻想。

九個月前開始訓練

　　長達 42.195 公里的馬拉松賽事，體力消耗大，不能單靠意志完成。循序漸進的訓練方式是備戰馬拉松的要訣，參加者最好能在賽前九個月開始訓練。若平時已有做運動的習慣，練習時只要按部就班增加跑步里數，理論上 30 多週已有不錯的進度。假如你現時的運動目的是健體強身，減少出現慢性疾病的機會，那麼你現時的運動習慣應保持每天約 30 分鐘的中量度運動。保守估計，30 分鐘應最少可緩步跑 3 公里，我們可以看看如何利用這九個月，約 30 多週，達到第一次跑畢全程馬拉松的目標。

循序漸進增加里數及強度

　　循序漸進的重點是每星期提升不多於 10% 的里數或速度，要注意若加里數便不要加速度，反之若加速度就不要加里數。以平日緩步跑半小時可跑三公里計算，首星期練習七天，一週共跑了 21 公里。當踏入訓練的第 19 週，你的每星期里數已達 80 公里了。然而，要天天練習，未必人人可以做到。

　　所以我們最好採用練跑二至三天、休息一天的策略，例如星期六及日練習，星期一休息，再連續練習三天，星期五便休息。在那五天的練習時間中，應挑選一天跑較長的路程。練習的原則是"一天辛苦，一天輕鬆"，交替進行，亦即所謂的 hard and easy days。按前述例子，首星期共跑 21 公里計算，其中的六公里可以在其中一天完成，往後每星期增加 10% 的訓練里數。到了第 19 週，應已完成 33 公里的訓練。若能完成，便有機會完成你的第一次馬拉松。可惜很多馬拉松比賽都有完成時限，一般都要在五至六小時內完成。

限時完成

假如以每半小時可緩步跑三公里為例，完成一次馬拉松就要七小時！所以跑者有必要在加里數時，在速度上亦應循序漸進地增加。假設你希望在五小時內完成，每公里的步速就是七分鐘。若我們以 2.5% 的進階增加我們的步速，理論上第 15 週便可達到此步速。若引用循序漸進加里數不加速度的每週進度原則，在第 33 週，你的每週里數已達 116 公里，而最長的單日里數則是 33 公里。此訓練計劃要求跑手一週訓練五天，但是根據過往我曾教授三屆馬拉松訓練班的經驗及學員回應表示，他們大多數因工作關係，不能一週訓練五天。我們的數據分析也指出，要完成一次馬拉松，不一定如坊間輿論所說，每週的跑步里數要超過 100 公里才可。突然要跑這麼多，跑手很容易會受傷。我改良並設計了 36 週的全馬訓練計劃（P.36～37）。

謹記，以上的 10 公里、半馬拉松及全程馬拉松的訓練計劃不包括比賽前兩週的時間，此調整時期跑手的運動量需減少。一般而言，比賽前兩週的每週里數應銳減，大約是平時的 75% 及 50%。

表 2.12

全馬訓練計劃（共 36 週）

	總里數 (K)	第一天 距離	第一天 速度（分鐘/每公里）	第三天 距離	第三天 速度（分鐘/每公里）	第四天 距離	第四天 速度（分鐘/每公里）	第五天 距離	第五天 速度（分鐘/每公里）
第一週	4.80	2.40	10.0			2.40	10.0		
第二週	5.28	2.64	10.0			2.64	10.0		
第三週	5.80	2.90	10.0			2.90	10.0		
第四週	6.38	3.19	10.0			3.19	10.0		
第五週	7.02	3.51	10.0			3.51	10.0		
第六週	7.74	3.87	10.0			3.87	10.0		
第七週	8.50	4.25	10.0			4.25	10.0		
第八週	9.36	4.68	10.0			4.68	10.0		
第九週	10.28	5.14	10.0			5.14	10.0		
第十週	11.32	5.66	10.0			5.66	10.0		
第十一週	12.44	6.22	10.0			6.22	10.0		
第十二週	13.65	6.80	10.0			6.85	10.0		
第十三週	15.06	7.53	10.0			7.53	10.0		
第十四週	15.06	7.53	9.8			7.53	9.8		
第十五週	16.58	8.29	9.8			8.29	9.8		

週									
第十八週	18.23	9.11	9.3		9.3				
第十九週	20.05	10.03	9.3	9.11	9.3		9.0		
第二十週	20.05	10.03	9.0	10.00		5.01	9.0	5.01	8.8
第二十一週	22.06	11.00	9.0			5.50	8.8	5.51	8.8
第二十二週	22.06	11.00	9.0			5.50	8.8	5.50	8.6
第二十三週	24.26	12.10	8.8			6.10	8.6	6.10	8.4
第二十四週	24.26	12.10	8.6			6.10	8.4	6.10	8.2
第二十五週	26.69	13.30	8.4			6.70	8.2	6.70	8.0
第二十六週	26.69	13.30	8.2			6.70	8.0	6.70	7.8
第二十七週	26.70	13.30	8.0			7.30	7.8	6.70	7.6
第二十八週	29.36	14.70	7.8			8.10	7.6	7.30	7.6
第二十九週	32.29	16.10	7.8			8.00	7.6	8.10	7.6
第三十週	35.50	19.50	7.8			7.80	7.6	8.00	7.6
第三十一週	39.10	23.40	7.8			8.60	7.6	7.80	7.6
第三十二週	43.00	25.80	7.8			9.50	7.6	8.60	7.6
第三十三週	47.30	28.40	7.8			10.40	7.6	9.50	7.6
第三十四週	52.00	31.20	7.8			11.40	7.6	10.40	7.6
第三十五週	57.20	34.30	7.8			12.60	7.6	11.40	7.6
第三十六週	62.90	37.80	7.8				7.6	12.60	7.6

每週的第二、第六至第七天停止練跑，稍作休息。

2.8　"10+1" 訓練法能減少受傷嗎？

　　以循序漸進的訓練方法去減少受傷。在文獻上只找到二份相關討論，一份是備戰 6.7 公里跑的 "10+1" 訓練，因為是 6.7 公里跑，羣組和我們不同，不討論了。另一份研究是 Nielsen 等學者 [12] 追蹤了 874 名長跑新手的一年訓練日誌，發現有 202 名跑手因訓練受傷而影響正常訓練至少一週。從增加訓練里數去分析受傷原因，發現整體受傷在每週進階少於 10%、10% 至 30%，或超過 30% 的三個組羣中沒有分別。然而在髖股關節疼痛、髂脛束綜合症、脛骨內側壓力症候羣、臀中肌損傷、股骨滑囊炎、髕腱炎等症狀上，每週訓練量增加超過 30% 的組羣比小於 10% 組羣多 1.59 倍（95%CI：0.96，2.66；P = 0.07）。但仔細再看，其實兩組受傷在統計學上來說是沒有分別的 (p>0.05)。所以訓練大方向是循序漸進，但漸進方法因人而異，最重要是了解自己，看看自己身體狀況對訓練量的反應而作出調整，或者我們以下幾個真實訓練個案，了解循序漸進的大方向。

12　Nielsen RØ, Parner ET,Nohr EA,Sørensen H, Lind M, Rasmussen S, "Excessive progression in weekly running distance and risk of running-related injuries: an association which varies according to type of injury", *J Orthop Sports PhysTher.* 2014 Oct;44(10):739-47.

注意身體，小心訓練過度

我們跑步的最初原動力，大部分都是想強身健體、身心健康、消脂減肥，要達到這目標，10K 或半馬訓練已經足夠有餘。但是人總是想挑戰自己的，半馬的下一個挑戰自然是全馬，要挑戰自己身體質素、意志，這和健體則是兩回事了。當我們的訓練量達到相當里數時，因運動過量而引致勞損性受傷是常見徵狀，要避免受傷，就要了解過度訓練的表徵，監察自己的身體狀況。

靜態心跳率偏快

最容易監察自己身體對訓練量的反應，就是每天量度自己睡醒時的靜態心跳率。一般人的靜態心跳率約每分鐘 72 次。經常跑步的人靜態心跳率較低，約每分鐘 50 至 60 次。若練習過量，早上起來的靜態心跳率會較平常偏快，表示身體復元不足。

訓練乏力或不想跑

運動後略感疲勞並不罕見，但疲勞至影響睡眠，甚至第二天練跑前熱身時，仍然不想跑，便代表之前練習過量。肌肉疼痛和受傷的機會都會因此增加。其他過量訓練的徵兆還包括情緒低落、易激動、食慾減退、失眠、提不起勁及體重驟減等。若有這些徵兆便應調整訓練計劃，暫時不要增加練跑的里數，待身體恢復過來再繼續。

2.9 跑步危害心臟健康？

運動（包括跑步）有益身心健康，早有定論，問題是劑量及效益，做幾多及有幾好而已。美國運動醫學學會（ACSM）及美國心臟學會（AHA）均建議成年人每週最小做 5 次 30 分鐘或以上中強度運動或每週最小做 3 次 25 分鐘或以上高強度運動。同時亦建議每週 2 次肌力訓練。

在跑步方面，Lee 等學者追蹤了 55,137 名年齡介乎 18 至 100 歲；平均年齡 44 歲的人共 15 年，觀察其跑步與因血管病死亡率及各類型死亡率的關係。在這 15 年間，一共有 3,413 名各類型死亡個案及 1,217 名因血管病死亡個案。當中大約 24% 有跑步習慣，和沒有跑步的人士比較，有跑步者因血管病及各類疾病的死亡率降低 30% 和 45%，有 3 年延壽的效益。在劑量反應分析方面，和沒有跑步的人士比較，即使是每週跑步少於 51 分鐘，速度低於 6 英里 / 小時（9.65 公里 / 小時）及每週只跑 1 至 2 次，均足以降低死亡風險。若仔細看這份研究，似乎是每週跑 3 次，速度在 6.7 至 7.5 英里 / 小時（10.78 至 12 公里 / 小時），及每週里數少於 6 英里（9.65 公里）或 9-12 英里（14.48-19.3 公里）最有效益。這劑量是否較接近一般初階長跑人士者的訓練模式呢？

　　如此看來，跑得太多太快可能會壞了好事，但甚麼是太多太快亦可能因人而異，首先談談太多。若你問我，現在頗流行的 ultra-marathon（超級馬拉松，距離多過 50 英里），對中年人來說可能是太激烈了。認為馬拉松有損心肌健康的人士大多會引用 Wison et al. 2011 在 *Journal of Applied Physiology* 的一份研究報告，研究對象是 12 名長期參加馬拉松跑或耐力比賽運動員（平均年齡是 57±6）和 20 名年紀相若的對照組及 17 名年青耐力比賽的運動員，研究結果的確挺駭人。在 12 名長期參加馬拉松跑中，6 名長期參加長跑運動中有心肌纖維化跡象，而這現象和訓練年數，與參與馬拉松及超級馬拉松次數有直接關係。但仔細看看這批長跑手，原來大部分是精英中之精英，有 6 名曾代表英國參加世界賽，一名更是奧運獎牌選手。這批跑手，跑齡達 43 ± 6 年，平均完成馬拉松次數達 178 次，最高者達 650 次！這可不是一年一次馬拉松如我輩者可比的。無論如何，這是否意味精英長跑或耐力運動員壽命較短呢？情況似乎並不是這樣。Marijon 等學者追蹤了從 1947 至 2012 年曾經參加環法單車賽的運動員，當中有 786 名法國車手，這段期間有 208 人死亡（26%），其中癌症及心血管病死亡佔 61%，但與同期間同年齡羣組的法國人比較，單車運動員的死亡率低 41%。

至於一次性馬拉松對心肌負荷又如何呢？Nielan 等學者就曾經為 60 名（41 名男 19 名女；年齡 21-65，平均 41）參加 Boston 馬拉松的非精英馬拉跑手，做馬拉松跑後心臟功能評估，發現 38 名跑手（63%）的心肌酶指數提升，當中 28 名跑手達到心肌梗塞（myocardial infarction）的臨界點。同時若將這班跑手分作 3 組，平時訓練量少於 35 英里 /週，36-45 英里 / 週，及多於 45 英里 / 週，心肌酶指數最高為少於 35 英里 / 週組別，這是否意味着若平時訓練量不夠，而一下子"谷全馬"對心臟負荷更大呢？可幸的是，這些指標一般都在 2-4 週內回復正常。

那太快又如何？跑得快自然是心跳快多了，一般而言，當我們心跳還沒有去到最高心跳的時侯，我們的呼吸，活動中的肌肉已經可能在極辛苦狀態，步速亦會隨之慢下來，所怕的是若本身存着突發性心臟休克風險（如患有高血壓、高脂、冠心病），跑得太快便有可能激發這些風險了。所以在馬拉松跑中不幸心臟休克或猝死者，風險較高者多是男性，中年，完成時間在 3-4 小時間，而發生時間又多在最後的 1/4 路程，將近衝線或衝線後。Redelmeier & Greenwald 回顧了 1975 至 2004 年在美國舉行的馬拉松賽事，共有 3,292,268 名跑手，當中有 26 名突發心臟性猝死，26 個個案中 19 個發生在 20 英里（32K）及以後，其中有 11 名發生在最後一英里！雖然缺血性室性心律失常是突發心臟性猝死的共同途徑，但引發成因還沒有論定。假設機制包括跑步時令交感神經過度活躍（腎上線素上升，尤其是在最後衝刺階段），電解質和代謝因素（馬拉松跑的最後 1/4 段路程，撞牆）而致影響了已潛在風險的冠狀動脈斑塊，從而導致缺血性室性心律失常。

如此看來，中年人跑步引致心臟休克或猝死一般都是自身存在風險，同時亦要加上誘發這些風險的外在因素：交感神經過度活躍及電解質和代謝因素。在風險評估方面，一般都採取三步：風險問卷、醫生評估（包括靜止心電圖）、最大運動量加心電圖測試等。

更值得留意的是和長期沒有運動人士比較，恆久參與低至中度運動量人士，跑步引致心臟猝死的機會低 7 至 10 倍，引致心肌梗塞的機會亦低 50 倍。

- Lee DC, Pate RR, Lavie CJ, Sui X, Church TS, Blair SN, "Leisure-time running reduces all-cause and cardiovascular mortality risk", *J Am CollCardiol*. 2014 Aug 5; 64(5): 472-81. doi: 10.1016/j.jacc.2014.04.058.

- M. Wilson, R. O'Hanlon, S. Prasad, A. Deighan, P. MacMillan, D. Oxborough, R. Godfrey, G. Smith, A. Maceira, S. Sharma, K. George, G. Whyte, "Diverse patterns of myocardial fibrosis in lifelong, veteran endurance athletes", *Journal of Applied Physiology*, Published 1 June 2011 Vol. 110 no. 6, 1622-1626 DOI: 10.1152/japplphysiol.01280.2010.

- Marijon E1, Tafflet M, Antero-Jacquemin J, El Helou N, Berthelot G, Celermajer DS, Bougouin W, Combes N, Hermine O, Empana JP, Rey G, Toussaint JF, "JouvenMortality of French participants in the Tour de France (1947-2012)", *Eur Heart J.* 2013 Oct; 34(40): 3145-50.

- Neilan TG, Januzzi JL, Lee-Lewandrowski E, Ton-Nu TT, Yoerger DM, Jassal DS, Lewandrowski KB, Siegel AJ, Marshall JE, Douglas PS, Lawlor D, Picard MH, Wood MJ, "Myocardial injury and ventricular dysfunction related to training levels among nonelite participants in the Boston marathon", *Circulation*, 2006 Nov 28; 114(22): 2325-33.

- Redelmeier DA, Greenwald JA, "Competing risks of mortality with marathons: retrospective analysis", *BMJ*, 2007 Dec 22; 335 (7633): 1275-7.

第二部分

技術訓練篇

掌握長跑
技術訓練

3.1　從健步行、緩步跑到快跑

　　很多長跑初學者都先從健步行開始練習，慢慢進階至緩步跑及快跑。若從運動生物力學角度來看，健步行、緩步跑及快跑有明顯的分別，初學者需要先了解三者的差異：包括雙腿的配合情況、騰空時間和着地時間。這些資料有助了解跑步勞損或受傷的原因。健步行和跑步時，雙腿的配合情況並不相同。健步行沒有騰空時間，每一步都有一個雙腿着地、支撐身體的階段。意指前移腳已經着地，蹬地腳卻尚未離地的時間，不會出現雙腿同時離地的情況。

　　跑步則有騰空階段，每一條腿的離地時間比支撐時間長，騰空時間也可以比有腿着地、支撐身體的時間長。當跑步的速度加快，着地時間的比例便會減少。Gazendam 等學者人於 2007 年曾進行健步行、緩步跑和快跑的研究分析 [1]。當跑者正在緩步跑，並慢慢加快步速，如從 1.25 米 / 秒 增至 2.25 米 / 秒，在整個跑步步幅時間內，着地時間通常只佔整體時間的 57.4~59.4%，其它都是騰空時間。當跑者再加速，從緩步跑換成快跑時，例如速度由 1.25 米 / 秒增加至 4.5 米 / 秒，着地時間的比例亦從 57.4% 減至 27.5%。

在能量消耗方面，當步行速度小於 2.3 米 / 秒，即每小時約 8.3 公里時，走路會比跑步節省能量；而當速度大於 2.3 米 / 秒時，跑步則會比走路更節省能量。如果我們希望在一小時內完成 10 公里的路程，跑步會比走路更易達到，也更節省能量。

3.2　呼吸有法，呼吸與跑姿的配合

要跑得輕鬆，享受跑步的樂趣與過程，呼吸的掌握，有決定性的作用。當我們在靜止休息狀態時，呼吸的節奏大約是每分鐘 12~15 次，即每 4~5 秒一個循環，而大多數是用省力的橫隔膜呼吸。跑步的時候，體力消耗增加而跑步着地時又打亂了呼吸節奏，所以跑手很自然會加快呼吸或甚至引起呼

1　Gazendam MGJ. Hof AL. Averaged EMG profiles in jogging and running at different speeds. *Gait & Posture* 2007; 25: 604-614.

吸混亂。其實呼吸的節奏應與跑的節奏相配合，最好能利用呼吸來控制跑的節奏。呼吸的時候，應以呼為主，一般是兩至三步一呼，然後兩步一吸。最好是口呼鼻吸，呼的時間應該是長及深的，假若你的步頻是每分鐘 150 步，那你呼吸的節奏應大約是每分鐘 30 次。當速度加快時，你的步頻及步幅都會增加，步頻可能提升至 180 步，這時呼吸的節奏應大約是每分鐘 36 次。但開始疲勞的時候，呼吸的節奏可能被打斷，這時可考慮鼻口同時呼吸，但仍應以呼氣帶動吸氣，這時候可改用 3~4 步一呼吸的節奏，即每分鐘 45~60 次，若超過這節奏，相信會很難堅持了。

　　對初學者來說，很多時候都有這個經驗，就是當跑至 15~20 分鐘的時候，呼吸會突然感覺困難，不過奇怪地，只要能堅持下去，這氣喘的感覺很快就會消失，呼吸很快又暢順起來，這個生理現象叫做第二次呼吸（second wind）。原因可能是當我們從靜止狀態進入運動狀態的時候，身體各器官尤其是心肺系統及肌肉系統都需要一段時間調整及適應，令氧氣能有效地從呼吸器官帶至肌肉活動部位，同時體內的二氧化碳亦能迅速排出。當兩者達到平衡點時，呼吸便會暢順起來，所以當突然感到呼吸困難時，千萬不要誤會這已是你的體力極點，而迅速停步，只要能保持正常呼吸，這現象會很快過去，又可以繼續跑下去了。

3.3　側腹痛的出現

　　不少跑手尤其是長跑初學者，在跑步時都曾試過出現側腹痛（side stitch）的問題，在運動時出現的側腹痛文獻一般都稱為"因運動而引致的短暫腹腔痛"（Exercise related transient abdominal pain）。側腹痛的成因很多，亦眾説紛紜，其中四個常説的假設是：1）橫隔膜缺血（Diaphragmatic Ischemia）；2）橫隔膜抽搐（Diaphragmatic cramp）；3）內臟韌帶伸拉（Visceral ligament stress）及 4）腹膜壁痛（Parietal peritoneum irritation）。

　　人的腹部聚集很多重要的器官，同時亦依附着很多內臟韌帶，腹膜壁，還滿佈神經線，任何頻密活動刺激這些組織都可能引致痛楚。跑步是經常引至側腹痛的一項運動，原因可能是跑步時橫隔膜會隨着呼吸的節奏上下移動。平日較少運動的初階跑手在提高訓練強度時，步速增加而橫膈膜的活動需求亦增加，若橫膈膜未能適應負荷可能會引致橫隔膜缺血或橫膈膜抽搐，而出現側腹痛。所以對初階跑手來説，呼吸節奏的掌握至為重要。跑步時橫隔膜的上下移動及腳步着地時的震盪會牽拉內臟的不同韌帶而產生刺痛，當發生這種現象代表有需要即時改變呼吸節奏，減少牽拉的刺激。

腹膜壁的主要作用是潤滑及保護內臟，同時該位置亦滿佈神經組織，任何活動若增加腹膜壁與內臟之間的磨擦，都可能刺激了腹膜壁神經組織而引致刺痛，所以我們不建議飯後三小時內進行大強度訓練，訓練前亦不宜涉入高糖原飲料，因會增加消化系統的活動，加劇內臟與腹膜壁的磨擦。

消除側腹痛的方法

無論是哪種原因引致跑步時的側腹痛，即時可嘗試的緩解方法是首先降低跑速或改為步行，用手輕按痛處及將上身俯前，進行較緩慢而盡量深長的呼吸，控制呼氣節奏讓身體自行調整適應，很多時候，側腹痛都會慢慢減輕及隨之消失。

預防勝於治療

長遠而言，持之以恆的訓練，保持合乎經濟效益的跑姿，有規律的飲食習慣及運動飲料的補充，是最有效避免側腹痛的出現。對初階者來説，均衡的呼吸節奏可減少橫隔膜抽搐或橫隔膜缺血的發生。循序漸進地增加訓練強度及跑速，運用軀幹的深層肌肉協調，可助改善跑姿，尤其是保持軀幹微傾減，有效保持身體重心在着地前方，減少因着地時的震盪牽拉內臟的不同韌帶而產生刺痛。對挑戰馬拉松賽事的跑手來說，要避免內臟與腹膜壁的不必要磨擦，運動飲料的選擇尤其重要。

3.4　步頻與步幅的配合

　　跑步（泛指短跑、中長跑及馬拉松跑）這項運動競技中，速度決定了勝負。跑步的步速基本上就是步頻與步幅的結合。步頻一般指步與步之間，一分鐘的擺動次數；而步幅則指步與步之間的距離。步頻與步幅的良好配合，是成為長跑好手的基本要素。步頻與步幅要互相配合，達到最佳的經濟效益，即消耗最少體力及避免勞損性受傷。

　　一般而言，有經驗的跑手都能在長年累月的訓練中，找到最適合自己的步頻、步幅及步速。初學者開始時可能有點迷惘，尤其可能曾道聽途說，所謂"神奇 180"，聲稱理想的步頻應是每分鐘 180 步。可惜，不斷追求達到該理想步頻，而忽略步幅的重要性，便不是正確的跑步觀念。步幅也有所謂的"理想標準"，約是身高的 1.1 倍，但這需要視乎個別跑者的速度來計算，並不完全適用於每個人身上。

　　你知道 100 米短跑世界紀錄保持者，牙買加烏塞恩・博爾特（Usain Bolt）的步速及步幅是多少嗎？他用 41 步跑完 100 米，時間是 9.58 秒，以平均步幅計算，他的步頻是每分鐘 257 步！而他的平

均步幅是 2.52 米，即他身高的 1.3 倍！[2] 埃塞俄比亞
的格布雷塞拉西（Heile Gebrselassie）是當今最偉大
的長跑手，他是馬拉松、10 公里、20000 米等多項
世界紀錄保持者。2007 年的 10000 米世界田徑錦
標賽中，他的平均步頻是 187.5 步 / 分鐘，而步幅是
身高的 1.23 倍，對長跑選手來説，實在驚人！[3]

至於一般跑手如我輩者，理想的步頻及步幅是
怎樣的呢？過去三年，我們在馬拉松訓練班中分析
100 多名跑手的跑步數據，以每六分鐘跑一公里（6
分 / 公里）的步速計算，跑手的平均步頻和步幅為
166 及身高的 0.57 倍。所得數據跟學者 Elliott 的研

表 3.1　步頻與步幅的吻合度

步速 （分鐘/公里）	步幅與身高的比例		步頻（步/分鐘）	
	男	女	男	女
6.67	0.54	0.55	155.4	160.8
4.76	0.72	0.75	162.6	172.8
3.70	0.87	0.86	174.0	188.4
3.03	1.00	0.96	184.8	207.0

2   International Association of Athletics Federations. Scientific Research Project Biomechanical analyses at the 12th IAAF World Championships in Athletics: Final report, Sprint Men, 2009.

3   Enomoto Y, Kadono H, Susuki Y, Chiba T, Koyama K. Biomechanical analysis of the medalists in the 10,000 metres at the 2007 World Championships in Athletics. New Studies in Athletics 2008; 23(3): 61- 66

究結果吻合 [4]。左表 3.1 為 Elliott 的研究結果，大家可以對號入座，看看自己的步頻和步幅是否配合。

3.5　尋找適合自己的跑姿

要找尋最適合自己的跑姿，便要配合步頻與步幅，找出消耗最少體力及避免勞損性受傷的跑姿。首先確定你的步頻與步幅，以量度步速及步頻的心率表，跟表 3.1 比對，了解自己的步頻是否太慢或步幅太小。如果沒這類心率表，使用一隻普通電子錶，在 400 米的跑道上亦可測出步速和步幅。方法很簡單，如平時的步速一樣跑一圈，心算共跑了多少步及紀錄完成時間。假設你用了 2 分 30 秒跑完一圈，共跑了 400 步，那麼你的步頻是 160 步 / 分，步幅為 1 米。若你身高為 1.68 米，步幅與身高的比例則是 1 / 1.68＝0.60。對比表 3.1，便可以知道自己的步頻、步幅及步速是否跟一般跑手相近，並考慮如何調節，逐步加強速度。

怎樣才算是消耗最少體力的跑姿？科學文獻一般以跑步經濟性（running economy）來論說。在相同的跑步速度下，消耗較少能量的跑姿，其跑步經濟性屬佳；相反消耗較多能量的，其跑步經濟性則

4　Elliott BC. Blanksby BA. Optimal stride length considerations for male and female recreational runners. *Br J Sports Med* 1979; 13: 15-18.

為差。Saunders 等學者指出，以下五大因素會影響跑步經濟性 [5]：

1) **自身的身體測量**（anthropometry）：意指個人的差異，包括身高、體重、皮脂比例、肌腱素質等

2) **運動生理**（exercise physiology）：通常指跑者的最大攝氧量

3) **訓練方法**：包括長距離跑，力量訓練，變速跑，上斜跑等

4) **訓練環境**：了解天氣及場地

5) **生物力學因素**：包括着地時的能量貯存及反作用力

從力學角度來說，人類的走動方式極不合乎經濟效益。前進時，我們要不斷加速（acceleration）、減速（decelerate）、制動（brake）及再加速地運行。我們可以跟開動汽車的方式比較，便知道人類如何不濟。汽車發動引擎後，車輪轉動便可一直前行，汽車不會上下或左右擺動。但我們在跑道上看別人跑步時，可看到五花八門的步姿，有身體重心偏高的彈跳式前進，有左右擺動的前移方法等，顯然這些都是不合經濟效益的。Saunders 等學者認為合乎

5　Saunders PU. Pyne DB. Telford RD. Hawley JA. Factors affecting running economy in trained distance runners. *Sports Med* 2004; 34 (7): 465-485.

跑步經濟性的跑姿條件包括：

1）避免身體重心過分上移（vertical oscillation）

2）騰空時，小腿前伸的幅度不應過大

3）着地時，足部蹠屈（plantar-flexion），即腳前
掌抓地時速度要快

4）上肢擺動幅度不可過大

5）肩、盆骨及髖部的擺動要配合。肩和擺臂，
應和盆骨、髖部的擺動幅度相對稱，減少左
右擺動及促進身體前移

下圖為較理想的跑姿。

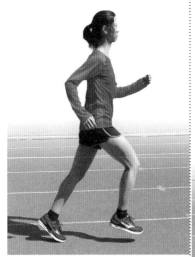

騰空時，身體重心上移，腿前伸
幅度不宜過大，上肢擺動適中

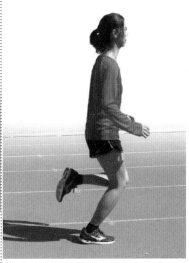

着地時，膝部微屈，腳與上身成同一
水平直線，腳前掌抓地時速度要快

3.6　掌握基本功，打好根基

要掌握適合自己又有效的跑姿，需要不斷練習，從基本功開始。跑步時要避免身體重心過分前移，在騰空期時小腿向前伸展的幅度不宜過大。這兩點是很多跑手的通病，因為他們跑步的過程太專注蹬腿及伸腿的動作，而忽略了前兩部分。要做到着地時，足部蹠屈速度快，把着地時的碰撞力轉化為推動力。重點是當支撐腿着地時，下一刻支撐點要立即移到另一腳掌上。我們可以多練習以下基本動作，以達到目的：

❶ 原地小踏步

站立，膝微曲，在原地輕輕抬起右腿腳踝，把身體重心移到左腿上，然後抬起左腿腳踝，右腿腳踝自然落地，回到開始的位置上。整個練習過程要放鬆，漸漸變成慣性動作。每 60 次為 1 組，重複 3 組。

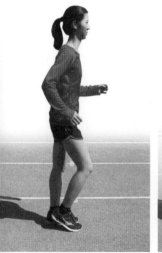
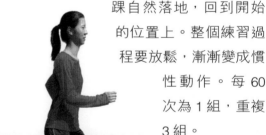

❷ 小步跑

　　此為原地小踏步的進階動作。先以原地小踏步開始，身體微微向前傾，在原地輕抬右腿腳踝時，身體重心轉移到左支撐腿的前方，右腿腳踝自然落地時，身體重心會返回中心。左右腿重複交替進行，並漸漸加快步伐，向前跑。整個練習過程要放鬆，漸漸變成慣性動作。

　　掌握了雙腿活動的模式後，便要配合手的擺動，當然以自然輕鬆為原則。肩膊放鬆，手掌微握拳，提右腿便自然地擺動左手，提左腿便擺動右手。向上擺動時，手應剛好在上軀幹的中心位置，可想像胸前正中有一水平欄，手向上擺動時不可越過此水平欄；向後擺動時，手剛好在腰際。整個擺動動作，手踭應保持不動，大約維持 90°。每 30 米為 1 組，重複 3 組。

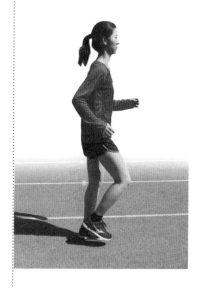

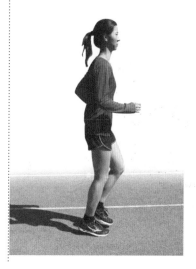

❸ 後踢跑

後踢跑主要強調腿部的垂直動作,將腳踝往臀部方向抬起,向後踢,整個過程腳踝、臀部、肩膀和頭部應維持在同一直線上。每 60 次一組,重複 3 組。

當以上三種基本動作都掌握妥當,我們便可把它們融入整個跑步過程中。這時候你的跑姿將會更合乎經濟效益,因為以上的練習,助你在跑步時,抓緊身體重心的節奏,避免重心過分移動不穩定。後踢跑也幫助我們留意抬起腳踝及後踢動作,避免騰空期小腿過度前伸。所以着地時,身體重心點幾乎和着地點在同一水平線上,着地時足部蹠屈也能快速前進。別忘記跑步時要配合前文所述的呼吸節奏,眼睛要注視前方大約 20 米,確保頭部不會後仰或下垂,讓頸部保持自然舒服狀態。

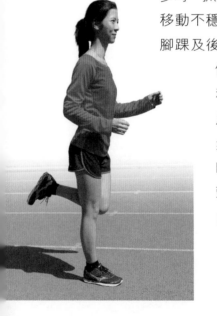

3.7　驚人的反作用力

要減少因跑步引致勞損性肌肉及骨骼系統受傷，需要了解跑步的生物力學。跑步時，腿着地的那一刻，會承受如兩至三倍體重的壓力。腿和地面會產生一股反作用力，意即兩道力大小相同，卻持相反方向活動。當地面反作用力越大，跑者下肢需承受的碰撞力便越大，勞損性受傷機會亦會增加。這股力度有多大？我們可以一台測力板（force platform）來量度。

反作用力分別有垂直方向、前後水平方向及左右側水平方向，當中以垂直方向的反作用力最大，它直接影響前進的作用力及下肢所承受的碰撞力。據測量所得，假如步速為 4 米 / 秒，腿垂直着地時，下肢要承受體重約 1.6 倍的碰撞力，而推蹬的力量則是身體的 3 倍[6]。假設你的步幅是 1 米，要完成 10 公里的訓練需要跑 10000 步，即每條腿要跑 5000 步，各自承受的碰撞力等於 5000x1.6 倍的體重。如果你的體重是 70 公斤，而重力單位則 1kg＝9.8N，那麼碰撞力的總和便高達 5000 x1.6x70x9.8＝5488000N！這種碰撞力在不同的跑姿、速度及場地之下，會有變化嗎？

6　Nigg BM, Measuring Techniques: Force in Biomechanics of the Musculo-skeletal system. Edited by Nigg BM and Herzog W. 1994; John Wiley & Sons.

　　顯然健步行跟跑步，在雙腿着地時垂直方向的反作用力會有所不同。健步行的力度量值只是體重的一倍。研究指出，赤腳、穿跑步鞋或跑鞋的柔軟度都不會直接影響着地時垂直方向的反作用力。另外，學者 Dixon 等曾在三種不同賽道上，測試物料對垂直方向反作用力的影響[7]：瀝青路（asphalt surface）、增加橡膠彈性的瀝青面路（rubber-modified asphalt surface）及亞加力纖維物料跑道（acrylic sports surface）。結果顯示，場地的物料差異不會有任何直接影響。主要原因是當腳着地前的一刻，下肢肌肉羣會預先啟動、作本能調節，減少着地時的震盪[8]。所以，要承受龐大的反作用力，最有效的避震設計就在我們的腿上。勤加鍛鍊下肢肌肉力量，便能發揮自然避震作用。

3.8　腳掌着地的落點爭議

　　在學術界或跑步運動的圈子裏，都曾就雙腿的着地方法引起爭論。究竟應該腳前掌、腳中掌及腳後掌哪一部分先着地，最合乎跑步經濟效益及能避免運動創傷？如前文所述，人類前進的方式是不斷加速、

7　Dixon SJ. Collop AC. Batt ME. Surface effects on ground reaction forces and lower extremity kinematics in running. *Med. Sci. Sports Exerc.* 2000; 32(11): 1919-1926.

8　Nigg BM, Wakeling JM.Impact forces and muscle tuning: a new paradigm. *Exerc Sport Sci Rev.* 2001; 29(1):37-41.

減速、制動及再加速下運行，整個環節的動態分佈，視乎我們着地時身體重心的位置。跑步時，腳掌着地都會落在身體前方。有些跑手為求增大步幅，會刻意踢前小腿。此時腿的着地點遠比身體重心點前，跑手要等到上軀幹移前至腿着地的前方，這時蹬腿才能有效把身體繼續送前。在這種情況下，腳後掌跑或腳中掌跑較合乎經濟效益。

　　如果跑手在腿着地時，身體重心已經在腿的前方或成垂直水平線，跑手採用腳後掌跑，會減慢身驅向前進的動力。此時腳前掌跑較能把身體推前。甚麼情況下，身體重心會較腿着地為前？答案是進行高速的短跑時。大家可以留意，所有專項的短跑運動員都用腳前掌跑步。又或者，當我們將步幅收細，小腿踢前之後，隨即拉後，令沒着地的腿、膝及髖部差不多在同一水平線上時，身體會自然選用腳前掌或腳中掌跑步。值得留意是這種跑法會減少腿着地時間，跑手需加快

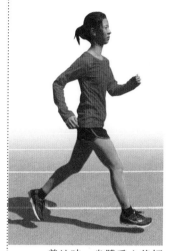

着地時，身體重心後傾

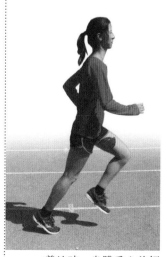

着地時，身體重心前傾

步頻，同時需要有較強的小腿及大腿後肌力量及持久力。

3.9 軀幹支持跑姿：核心肌肉訓練

核心（core）指身體的軀幹，包括脊柱、骨盆及周圍的肌羣。當中以腹橫肌（Transversus Abdominis）、腹內斜肌（Obliquus Internus）、腹外斜肌（Obliquus Externus）及豎脊肌（Erector Spinae）最重要。同時我們也要留意髖關節周圍的肌肉：臀肌（Gluteus）、旋髖肌（Hip rotators）、髖內外側肌（Hip adductors and abductors）。為甚麼要進行核心訓練？因為核心區域是連接上下半身的橋樑，跑步過程中有穩定、傳導力量、發力、減力及保持平衡的重要作用。另外，核心運動訓練能預防腰背受傷。

在肌肉訓練方面，我們有必要將核心肌肉訓練和傳統肌肉力量訓練分開，參考表 3.2。

簡單來説，核心肌肉訓練着重神經和肌肉控制，以協調為主，並不是鍛鍊肌肉的結實程度，所以不會進行重力訓練。訓練的重點是身體在不穩定的支撐情況下，我們能控制肌肉，增加神經和肌肉系統的本體感覺，以加強核心力量。本體感覺即肌肉、關節、骨骼傳達的信息，其功用是維持肌肉正常收縮，令關節可自由活動。核心肌肉訓練以腰部

表 3.2　核心肌肉訓練與傳統肌肉力量訓練的分別

核心肌肉訓練	傳統肌肉力量訓練
着重神經肌肉控制及促進動作功能	着重肌肉發達訓練
着重肌肉控制（重量輕）	着重加重量
身體沒有穩定支撐	身體獲穩定支撐
增強神經和肌肉系統傳遞信息時的本體感覺	不會改善神經和肌肉系統傳遞信息的能力
增強核心力量及控制	缺乏核心力量發展
多關節訓練，多元化活動	單關節訓練，單一的訓練動作

深層肌肉為重點，包括腹橫肌、腹斜肌及豎脊肌。

　　任何深層肌肉訓練都應從簡單的動作開始。首先刻意以改善本體感覺為訓練目的，重複練習，漸漸可減少身體的支撐點，增加難度，然後令控制肌肉的訓練跟跑步動作融為一體。一套有規律的核心深層肌肉訓練非常重要，只要持之以恆，不但可以預防肌肉和骨骼受傷，更可提升跑步水平。

鍛鍊腹橫肌（Transversus Abdominis）

　　腹橫肌的主要作用是增加內腹腔壓力，鞏固腰背，減少腰背痛的機會。

基本動作：

此為訓練橫腹肌的基本動作，必須把此動作做好，否則較難進行進階訓練。

仰臥，雙腿屈曲，避免盆骨前傾或後傾。雙手平放兩側，放鬆身體，將腹橫肌慢慢收縮。情況

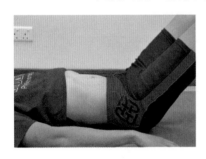

就如我們正穿上一條很窄的褲子，慢慢將拉鏈拉上一樣。動作要緩慢，維持 10 秒並重複相同動作 10 次。保持呼吸暢順，不要下壓盆骨及腰背，上腹腔亦不應該有任何活動。

進階動作：

當我們已掌握基本動作，便可進行此進階動作，至減少支撐點的訓練。目的是加強核心肌肉的控制和活動。

雙腿放在健身球上，在身體不穩定的狀態下，活動及控制橫腹肌，同樣收縮肌肉並維持 10 秒，重複相同動作 10 次。

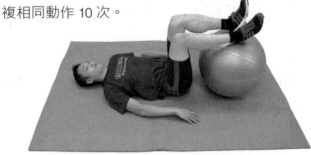

第三階段動作：

此動作從剛才的核心肌肉控制中加上動態活動。

躺在健身球上，在身體不穩定的狀態下，活動及控制橫腹肌。首先控制腹橫肌收縮，然後收緊腹直肌（Rectus Abdominis，即我們形容六舊腹肌的位置），重複 10 次。要先控制腹橫肌的收縮效果，才做收腹直肌的動作。

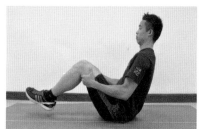

腹直肌（Rectus Abdominis）

腹直肌是一組在跑步時保持軀幹微微傾前，但仍然挺直的肌肉。強化這組肌肉，幫助跑手保持良好的跑姿。首先收縮腹橫肌，然後才收緊腹直肌。每 15 次為一組，共進行兩組。

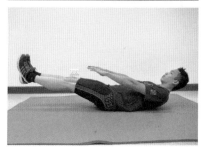

腹側肌 (Back Side Flexors)

　　腹側肌是其中一組位於前腹的核心肌肉，跑步時主要協調肩膊、盆骨及髖部擺動的主要核心肌肉。着地時，腹側肌有助穩定軀幹與支撐腿的位置，減少兩側擺動，令後蹬更有效地向前推進。

　　用前臂及單腳支撐身體，上身保持垂直平面（如圖 1），令腹側肌保持在靜態收縮的情況，維持60 秒，並重複 2 次。

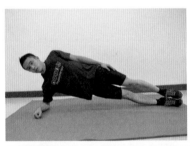

　　以下是腹側肌的進階動態活動，首先用前臂及單腳支撐身體，上身保持垂直平面，上身向右邊轉動（如圖 2），然後返回中央位置，舉高單手（如圖3）。每 10 次為 1 組，重複左右兩邊身體的轉動動作。

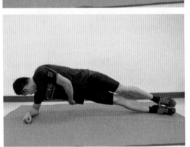

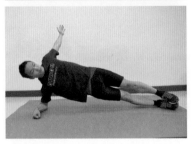

1
―
2
―
3

核心背肌深層肌肉（Back Deep Core Muscles）

　　背部主要由三層肌肉組成，最外二層的主要作用是進行整個腰背的活動，但要保護脊椎的活動能力及健康，就要訓練最內層的核心背肌深層肌肉。和前述的腹橫肌動作一樣，背部核心深層運動同樣注重控制及靜態活動。

　　此動作有助強化腹部及背部深層肌肉。

　　用雙臂及雙腿如圖支撐身體，維持一分鐘，並重複兩次。

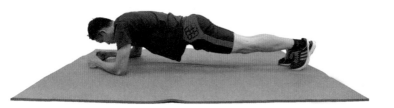

　　掌握支撐的技巧後，可嘗試進行三點支撐點（抬高左腿，雙臂和右腿作支撐），維持一分鐘，並重複兩次，交換腿練習。

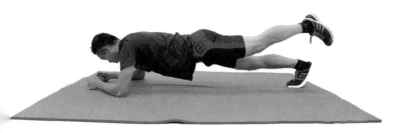

3.10　肌肉羣的輔助訓練

跑步的輔助訓練主要針對訓練一些跑步時會使用的肌肉羣，及一些常被忽視但卻很重要的小肌肉羣。先介紹兩種常做的輔助運動，其目的是強化髖屈肌（Hip Flexors）、大腿的膕繩肌（Hamstring）及小腿的腓腸肌（Gastrocnemius），幫助加大跑手的步幅，但切記步幅要適中，不可過大。

❶ 高抬腿跑

高抬腿跑的起動位置和 3.5 節講述的小步跑一樣，不同之處在於要把腿抬得較高，至水平線位置。開始時先在原地練習，每 60 次為一組，重複 3 組。進階練習則可以作高抬腿跑，30 米為一組，重複 3 組。

❷ 後蹬支撐跑

此動作主要訓練大腿後肌及腓腸肌。如圖所示，先找一個可支撐上身的地方，將雙腿往後移，直至腳踭不能着地。然後開始做後蹬支撐跑，方法是左右腿分別抬起，膝蓋要盡量貼近胸口，可先慢慢提腿，之後漸漸加速。每條腿各做 60次，完成兩腿為一組，重複 3 組。

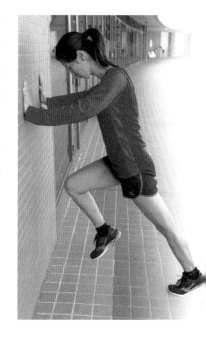

另外，我們亦可利用一些簡單的訓練器械如運動彈性帶作為輔助工具（圖中粉紅色帶）。使用器械主要訓練肌肉耐力，訓練的質和量應少於最大強度的 60%。以下為一些常被忽視的小肌肉羣，它們都可以器械輔助訓練。

膕繩肌（Hamstring）

把彈性帶綁在一支撐物上，令彈性帶包裹小腿背後，膝部要保持伸直，腿部垂直向後壓，然後向前放鬆。

此運動加強膕繩肌的收縮能力，強度＜ 60%。20 次為 1 組，重複 3~5 組。

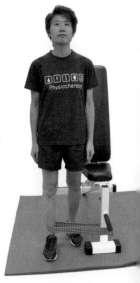

髖外側肌（Hip Abductor）

把彈性帶綁在一支撐物上，令彈性帶包裹小腿外側，膝部要保持伸直，貼着彈性帶的腿部向左右移動，推壓彈性帶。

此運動加強髖外側肌的力量，強度＜ 60%。20 次為 1 組，重複 3~5 組。

髖外側肌及核心深層肌肉（Hip Abductor and Back Care Muscles）

　　單手屈曲支地，雙腳如圖 1 支撐身體。慢慢提起右腿，只以單腿支撐。若單臂不夠力支撐，可以雙手輔助，如圖 2。

　　這項訓練除加強髖外側肌的力量外，更配合核心深層肌肉的控制。10 次為 1 組，重複 3 組。

$\frac{1}{2}$

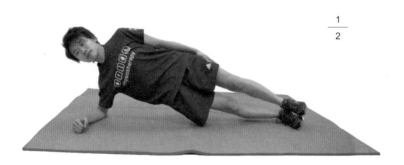

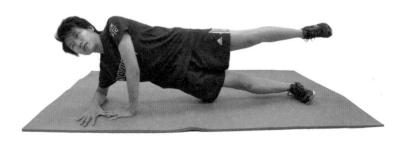

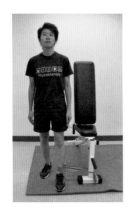

髖內側肌（Hip Adductor）

把彈性帶綁在一支撐物上，令彈性帶包裹小腿內側（如圖 1），膝部要保持伸直，貼着彈性帶的腿部向左右移動，推壓彈性帶。

加強髖內側肌的力量，強度＜ 60%。20 次為 1 組，重複 3~5 組。

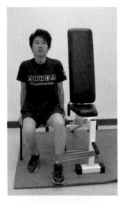

臀回轉肌（Hip Rotator）

坐在椅子上，在附近的支撐物繫上彈性帶。彈性帶包裹小腿內側，保持膝部 90°屈曲，向上提腿。然後換邊，彈性帶包裹小腿外側，向上提腿。

加強臀回轉肌的力量，強度＜ 60%。20 次為 1 組，重複 3~5 組。

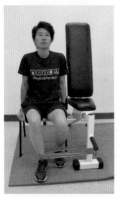

這些我們平時忽視的小肌肉會影響主肌肉運作。強化小肌肉，能有效提升跑步表現及預防受傷。

$$\frac{1}{2}$$
3

第四章

訓練方法與策略

4.1 長跑訓練

　　長跑是講求一分耕耘，一分收穫的運動，但勤於訓練之餘，還需要融會貫通的訓練方法及循序漸進地執行。說到訓練方法，不得不向紐西蘭典堂級教練亞瑟・利迪亞（Arthur Lydiard）致敬，Arthur Lydiard 訓練了多名奧運冠軍如彼得・史奈爾（Peter Snell，1960 年羅馬奧運 8000 米冠軍及 1964 年東京奧運 800 米及 1500 米冠軍）及梅利・海柏格（Murray Halberg，1960 年羅馬奧運 5000 米冠軍）。Arthur Lydiard 認為每一個重要比賽都要通過一個循序漸進的方式去達到目標。整個週期以 28 週為一循環，分別是 12 週的基本心肺功能訓練，接着是 8 週的山跑速度訓練，然後是 6 週專注訓練及 10 天的調整。很多人提起 Arthur Lydiard，都會聯想到他要求運動員每週要累積超過 100 英里（約 160 公里）的長距離跑，這對於一般跑手的確很難達到，但他最重要的訓練哲學是先做好基本訓練再進階至山跑及間歇跑訓練。正所謂處處根基固，指日定衝霄。

4.2　方法是手段，目標要清晰

長距離跑（Long Steady Distance, LSD）、節奏跑（Tempo run）及間歇跑（Interval run）是我們在跑步書常見的訓練方法，訓練的方法有多種，但要留意方法是通向個人目標的手段，所以首先要問問自己目標是甚麼，是強身健體、開心快樂完成馬拉松或是挑戰別人，戰勝自我，爭取好名次及個人最佳時間？開心快樂地完成馬拉松的比賽環境，與爭分短秒的比賽環境及所需的身體負荷可謂截然不同。但無論如何，訓練的要旨是將自己放在比賽的環境去適應。

4.3　從心出發看長跑訓練方法

我們在很多的長跑訓練書中都述及訓練的強度，往往取決於跑手自身的最高心率乘一個百份比。也就是説強度對心臟負荷的要求有多大，或許讓我們從心出發，看看不同的訓練方法對心臟功能的要求。

　　首先我們要了解運動時候為甚麼心跳和呼吸會加速，運動，或者更簡單直接地説肌肉活動，需要能量，人體的能量單元是 ATP，各人體內大約有80-100 克 ATP，每一公斤肌肉內大約存有 4-7mmol ATP。這分量只容許我們作幾秒鐘的極速運動，可幸的是，肌肉內的 ATP 很快就能補充過來。一場2 小時 30 分完成的馬拉松賽事，便需要相較於靜止狀態時多 20 倍的能量消耗，亦相等於不斷的 80 公斤 ATP 換算！這麼龐大的 AIP 換算是從何來的呢？主要是從我們日常飲食中的碳水化合物及脂肪分解出來。要分解碳水化合物可在有氧及無氧狀態下進行，而脂肪分解就必須在有氧狀態下進行。在有氧情況下，一份子碳水化合物（醣原）可提供 34 份子 ATP，而一份子脂肪提供 460 份子 ATP。但假若運動是在無氧狀態下進行，一份子醣原就只能提供二個 ATP，而乳酸亦會在無氧過程中產生。所以在運動過程中，提供適當的氧份到肌肉至為重要，而氧份的供應自然是透過血液循環系統從肺部－心臟帶到肌肉。所以當我們步速加快的時候，肌肉活動頻密了，需要氧份多了，呼吸及心跳自然加快了。

　　我們可以把肌肉纖維分為有氧和無氧兩類，兩種肌肉纖維並存於肌肉中，前者在有氧運動時被調動，而後者則負責無氧運動；前者主要利用脂肪作為能源，而後者主要利用糖份作為能源。糖份雖然是人體最直接的能源，但是人體內所能儲存的糖份卻只能夠維持大概 5 分鐘的無氧運動。相反，即使是很瘦的人，體內的脂肪儲備也足夠十幾個小時有氧運動的需求。這也是為甚麼長時間的運動是有氧運動，而有氧運動能減肥瘦身。無論任何形式的活動 / 運動，有氧和無氧的新陳代謝都是同時進行的，分別是不同比例已矣，比如當你樂在跑中，步履輕鬆的時候，你的運動量可能是在 85% 有氧及 15% 無氧下進行；但當你跑到氣喘如牛，感覺無以為繼的時候，那你可能是在 85% 無氧及 15% 有氧下進行了。但無論如何有氧能力是長跑訓練的基礎，而心率是用來衡量有氧運動比例的最直接指標，這在很多健身房中的跑步機上都有標示，比如 80% 以上的心率代表的是無氧新陳代謝是主要比例，而 60%~80% 代表有氧新陳代謝是主要比例。簡單來説，運動的時候心率越高，越接近最大心率，無氧運動的比例越高，反之有氧運動的比例升高。因此，心率是指導我們訓練的一個重要的指標，這將在下文詳述。同時，過長時間的過高心率的運動，對健康是有損傷的，這在比賽和訓練中是需要避免的，這通過長期的有氧訓練可以達到。

　　如果無氧運動的比例過高，會使得體內有限的糖份過快地被消耗。當糖份耗盡，人體將無法繼續維持運動（即使有氧運動也需要少量的糖份參與）。
為了持續更長時間的運動，我們需要提高運動過程
中有氧（或燃燒脂肪）的比例；為了提高有氧運動
的成績，我們需要提高的則是燃燒脂肪的效率。因
此，耐力項目的訓練，主要是有氧能力，或者利用
脂肪能力的訓練。

4.4　長距離跑可 "放心" 去跑

　　假若你是一個馬拉松新手，目的是要完成你人
生的第一個馬拉松，那最重要是里數的累積，所以
LSD 會是你主要的訓練手段，LSD 的手法是以輕
鬆而可持續的跑速，循序漸進地每週增加里數，即
有氧訓練，亦即是我常説的 "10+1" 計劃，每週要
比上週增加十分之一的里數，最終的目標要在比賽
前 3~4 週能至少完成二次比賽距離的 85%，即大約
35K 的長課，假若你已能掌握這里數，要完成第一
個全馬，應該是可以的了。LSD 的要旨是讓心肺及
肌肉適應長時間的耐力負荷，要求是重量不重質，
強度不大，大可 "放心" 去跑。

4.5　低心率跑和 LSD 有分別嗎？

　　坊間有種訓練方法叫低心率訓練方法，這方法

和我們常說的 LSD 手法有甚麼分別？

　　最大有氧心率練跑（低心率跑，Maximum aerobic function training, MAF）的始創者是 Dr. Phil Maffetone，一名脊醫（Chiropractor）。他認為長跑的能量來源，主要是透過有氧新陳代謝而來，所以認為最主要的訓練方法是增強心肺功能，他提倡的低心率跑亦即是我們常說的 LSD，不過他將 LSD 的強度用一個比較易明的數字表達，就是訓練心率應該是 180 － 年齡，假若你是 40 歲，那你的有效訓練心率應是 140。而這個神奇 180 亦會因應不同情況有所調節，假若你每年有超過二次傷風感冒或受傷後從新訓練，建議訓練心率為 175 － 年齡；假若你曾患重病如心臟病或需要每天服食藥物，建議訓練心率是 170 － 年齡。然而，如果你過去二年持續訓練而在比賽成績有進步，訓練心率可提升至 185 － 年齡。這個訓練方法的好處是安全、風險低，對開始接觸長跑的人士易説易明，但強度一般比較低，對很多初學者來説，緩步跑已經是這個心率了。同時他又提倡去碳水化合物的飲食習慣，令身體有效燃燒體內脂肪，達到消脂目的。

4.6　節奏跑要 "用心" 去跑

　　假若你對你的全馬目標不止於能完成，而對成績是有要求的話，那麼比賽速度訓練提升，是必要的。假若你全馬的目標是 3 小時半內完成，每公里（K）的均速需大約 5'，若這均速你在半馬做到了，怎樣將這均速推至 42.195K 呢？這就是我們所說的節奏跑（tempo run）了，tempo run 就是讓身體適應比賽的步速，速度感的掌握最重要，強度比量重要，對心肺功能的要求也增加了，是要"用心"去跑。開始的時候，你大有可能不能用到你要求的均速去完成訂下的一課，假若你想跑 15K tempo，這均速可能只能維持 10K 多一點，之後便要減速了。減速不要緊，重點是你要掌握步速的節奏，然後慢慢加長距離，一般來說跑時要有暢快感覺，呼吸與步頻的節奏大約是三步一個呼吸循環，如果你進行 Tempo run 的時候，要盡九牛二虎之力才能勉強完成，呼吸節奏頻亂，試想想這步速怎能維持 42.195K 呢？要選擇最合適自己的 Tempo 對初學者來說，其實並不容易掌握。

4.7　間歇跑要有"決心"去跑

　　當我們不能夠掌握所要求的均速去完成訂下的一課時，其中一個原因可能是速度耐力不夠，那麼間歇跑（Interval run）是幫助你提升速度耐力的好方法。Interval run 是大強度的重複跑，要求的強度可達到最大心跳率或攝氧量的 90~95%，而休息時間是 1:1 比例，視乎跑的速度及距離而定。常用的方法可以是 1K x 10（即 1K 重複跑 10 次），那跑速怎樣定下來呢？可嘗試的方法是 1K x 10 即要跑 10K。因分 10 次跑，速度顯然要比一次 10 K 跑的速度要快，初試者可選用一次 5K 跑的速度去跑這組 Interval run。Interval run 的特徵是重複快跑，跑的速度一定比 Tempo run 快而休息時間短，跑手要在沒有足夠復原下重複快跑，要下很大的 "決心" 去跑。Interval run 的竅門是跑的速度比 Tempo run 的速度快，當跑速提升了，跑回 Tempo run 的均速自然遊刃有餘。要測試你的 Interval run 是否有成效，應該可在 Tempo run 中反映出來。

4.8　訓練整體策略

　　至於這幾個訓練方法應佔每週訓練的多少比例，實在因人而異，亦因應整個訓練計劃來制定，其中一個可行的方法是利用一組短距離（10K）的成績去預測一個長距離的成績（半馬或全馬），然後再看看自己在該距離的成績，從而檢視自己是耐力不足還是速度不夠。比方說，你的 10K 最好時間是 35 分鐘，用這成績預測半馬或全馬成績大約是 1 小時 17 分的半馬及 2 小時 40 的全馬。假若你半馬或全

馬的成績比預測成績為快，那顯然你的耐力很好，
速度不足，interval training 對你幫助會較大，反之，
你可能要更加專注 Tempo run 及 LSD 了。附表是從
10K 預測半馬成績及從半馬預測全馬成績換算表，
大家可以參考。

表 4.1　10K成績推算半馬

時間 （分鐘）	距離 （公里）	預測距離 （公里）	預測時間 （分鐘）
35	10	21.075	77.14
36	10	21.075	79.34
37	10	21.075	81.54
38	10	21.075	83.75
39	10	21.075	85.95
40	10	21.075	88.16
41	10	21.075	90.36
42	10	21.075	92.56
43	10	21.075	94.77
44	10	21.075	96.97
45	10	21.075	99.18
46	10	21.075	101.38
47	10	21.075	103.58
48	10	21.075	105.79
49	10	21.075	107.99
50	10	21.075	110.20
51	10	21.075	112.40
52	10	21.075	114.60
53	10	21.075	116.81
54	10	21.075	119.01
55	10	21.075	121.21
56	10	21.075	123.42
57	10	21.075	125.62

58	10	21.075	127.83
59	10	21.075	130.03
60	10	21.075	132.23
61	10	21.075	134.44
62	10	21.075	136.64
63	10	21.075	138.85
64	10	21.075	141.05
65	10	21.075	143.25
66	10	21.075	145.46
67	10	21.075	147.66
68	10	21.075	149.87
69	10	21.075	152.07
70	10	21.075	154.27
71	10	21.075	156.48
72	10	21.075	158.68
73	10	21.075	160.89
74	10	21.075	163.09
75	10	21.075	165.29
76	10	21.075	167.50
77	10	21.075	169.70
78	10	21.075	171.90
79	10	21.075	174.11
80	10	21.075	176.31
81	10	21.075	178.52
82	10	21.075	180.72
83	10	21.075	182.92
84	10	21.075	185.13
85	10	21.075	187.33
86	10	21.075	189.54
87	10	21.075	191.74
88	10	21.075	193.94
89	10	21.075	196.15
90	10	21.075	198.35

表 4.2　半馬成績推算全馬

時間 （分鐘）	距離 （公里）	預測距離 （公里）	預測時間 （分鐘）
77	21.1	42.175	160.44
78	21.1	42.175	162.52
79	21.1	42.175	164.61
80	21.1	42.175	166.69
81	21.1	42.175	168.77
82	21.1	42.175	170.86
83	21.1	42.175	172.94
84	21.1	42.175	175.02
85	21.1	42.175	177.11
86	21.1	42.175	179.19
87	21.1	42.175	181.28
88	21.1	42.175	183.36
89	21.1	42.175	185.44
90	21.1	42.175	187.53
91	21.1	42.175	189.61
92	21.1	42.175	191.69
93	21.1	42.175	193.78
94	21.1	42.175	195.86
95	21.1	42.175	197.94
96	21.1	42.175	200.03
97	21.1	42.175	202.11
98	21.1	42.175	204.19
99	21.1	42.175	206.28
100	21.1	42.175	208.36
101	21.1	42.175	210.45
102	21.1	42.175	212.53

103	21.1	42.175	214.61
104	21.1	42.175	216.70
105	21.1	42.175	218.78
106	21.1	42.175	220.86
107	21.1	42.175	222.95
108	21.1	42.175	225.03
109	21.1	42.175	227.11
110	21.1	42.175	229.20
111	21.1	42.175	231.28
112	21.1	42.175	233.37
113	21.1	42.175	235.45
114	21.1	42.175	237.53
115	21.1	42.175	239.62
116	21.1	42.175	241.70
117	21.1	42.175	243.78
118	21.1	42.175	245.87
119	21.1	42.175	247.95
120	21.1	42.175	250.03
121	21.1	42.175	252.12
122	21.1	42.175	254.20
123	21.1	42.175	256.29
124	21.1	42.175	258.37
125	21.1	42.175	260.45
126	21.1	42.175	262.54
127	21.1	42.175	264.62
128	21.1	42.175	266.70
129	21.1	42.175	268.79
130	21.1	42.175	270.87
131	21.1	42.175	272.95

132	21.1	42.175	275.04
133	21.1	42.175	277.12
134	21.1	42.175	279.21
135	21.1	42.175	281.29
136	21.1	42.175	283.37
137	21.1	42.175	285.46
138	21.1	42.175	287.54
139	21.1	42.175	289.62
140	21.1	42.175	291.71
141	21.1	42.175	293.79
142	21.1	42.175	295.87
143	21.1	42.175	297.96
144	21.1	42.175	300.04
145	21.1	42.175	302.13
146	21.1	42.175	304.21
147	21.1	42.175	306.29
148	21.1	42.175	308.38
149	21.1	42.175	310.46
150	21.1	42.175	312.54

　　當大家領略了這幾個訓練方法的特點，同時亦掌握了訓練的要旨是將自己放在比賽的環境中去適應，自然可以遊走於各訓練方法之間，滿有信心地完成你下一個馬拉松的的目標。

4.9　衝刺間歇訓練及高強度間歇訓練

　　依照田徑教練 Arthur Lydiard 的訓練理論，間歇跑訓練會在有氧訓練基礎做好後才進行，目的不是增加最大攝氧量，而是加強身體對乳酸聚積的能耐，但在過去十數年間，有不少研究認為衝刺間歇訓練（Sprint interval training, SIT）或高強度間歇訓練（High intensity interval training, HIIT）更能強化心肺機能，增加最大攝氧量，更省時間及更能消脂減肥。究竟甚麼是衝刺間歇訓練及高強度間歇訓練？它們的科學論據是甚麼呢？

衝刺間歇訓練

　　嚴格來說衝刺間歇訓練是建基於 Wingate bike test 的概念，熟悉運動生理學的人士都知道 Wingate bike test 是用來測試個人的最高無氧功率及 30 秒內的平均無氧功率的測試。測試會在一部工率自行車上進行，在一個設定的時間（一般是 30 秒）以最大速度蹬踏一個恆定的阻力（一般是 9% 的自身體重）。有嘗試過這測試的朋友會知道這測試的難度，SIT 就是重複這運動 4-6 次而每組之間有 4 分鐘休息，需時不過是 15 分鐘左右。試想想，假若你不是專業運動員，只是休閒一族，要在 30 秒極速蹬踏一個達 9% 自身體重的恆定阻力的自行車，並重複進行 4~6 組，你能做得到嗎？能樂在運動中嗎？

高強度間歇訓練

顧名思義，HIIT 是大強度的重複跑，但跑及休息時間沒有嚴格規範。要求的強度也不一定是最大強度。所以 HIIT 的定義比較含糊，一般都是 45 秒至 2 到 4 分鐘，而最大心跳率或攝氧量要求是 85~95%，而休息和活動時間是 1:1 比例的。另外一種是極速跑 10~30 秒，休息時間大約是 1:4 比例（休息時間是極速跑時間的四倍）（Buchheit and Laursen, 2013）。嚴格來說，SIT 可以是 HIIT 的其中一個訓練方案。

4.10　衝刺間歇訓練及高強度間歇訓練的科研論證

衝刺間歇訓練及高強度間歇訓練的訓練效果過去十數年間在文獻上常有討論，研究對象包括精英運動員、業餘跑手、平時鮮有運動的人士，後及長期慢性病病患者，結論都是正面的。Weston 等學者（Weston et al. 2014）曾經做了一個 HIIT 對成年人最大攝氧量及無氧最大及平均功率的文獻回顧，選擇的 HITT 方法是 30~60 秒的最大強度或接近最大強度的訓練，休息比例大於 1:1，訓練週期超過 2 週，當中有 32 份研究符合這個要求。結論是與沒有訓練的對照組相比。辦公室一族平時沒有做運動的男士，13 課的 HITT 訓練能平均提升 10.0%±5.1% 最大攝氧量，女士亦平均提升 7.3%±4.8% 最大攝氧量，但這效果在平時有做運動人的男士就只有 6.2%±3.1%，女士就只有 3.6%±4.3%。另外，這訓練方法在運動員方面效果並不顯著，只有 2.7%±4.6% 的進步。同時若與傳統的中強度的長跑相比，效果大致一樣。要留意的是這些研究對象大多是年輕人，而且很多的 HIIT 訓練都是踏單車而不是跑步的。就以另一文獻回顧為例，Gist et al.（2013）分析了 16 份 SIT 研究的隨機控制研究試驗（Randomised Control Trial）。平均年齡是 23.5±4.3。當中只有 6 份是跑步的，其它都是在單車上的 HIIT 訓練（一份是划艇）。現細列 6 份有關跑步的研究如下：

表 4.3　六份跑步研究

研究作者	參與人數及性別	運動水準	整個訓練計劃(週)	每組訓練次數 對照組	每組訓練次數 HIIT組	訓練強度 對照組	訓練強度 HIIT組	每週總時間里數 對照組	每週總時間里數 HIIT組
Iaia et al. (2009)	共 17 人 / 男 33.9±1.5)	恆常參與長跑訓練 (10K 最好成績平均 40.5 分鐘)	4	4	3.5	13.0±0.5 公里 / 小時 (52±2.4 分鐘)	30 s 8-12 (速 22.4±0.4 公里 / 小時) (187 米)；每組 3 分鐘休息；15 分鐘熱身及放緩 (11.3±0.3 公里 / 小時) (總時間 43-57 分鐘)	205.8±19.3 分鐘 / 45.2±5.1 公里	150.5-199.5 分鐘 / 9.9±0.3 公里
MacPherson et al. (2011)	20 名大學生 /12 男 8 女 (年齡 23.5±3.2)	沒有恆常參與長跑訓練	6	3	3	65 % 最大攝氧量 VO_2max，30-60 分鐘	30 秒 x 4-6 (速度平均 114 米) 休息 4 分鐘 (跑步機) (18-26 分鐘)	90-180 分鐘	54-78 分鐘
Rowan et al. (2012)	11 名女大大學生 (年齡 19.5±0.93)	大學足球運動員	5	2	2	40 分鐘 80 % VO_2max	30 秒 x 5 (休息 4.5 分鐘)	80 分鐘	50 分鐘
Sandvei et al. (2012)	共 23 人 /8 男 15 女 (年齡 25.2±0.7)	沒有恆常參與長跑訓練	8	3	3	30 分鐘 70-80 % HRmax (每週加 5 分鐘，第七及八週跑 60 分鐘)	30 秒上斜跑 (5-8%) x 5；休息 3 分鐘 (每週加一組，第七及八週八週跑 10 組)	30-60 分鐘	17.5-35 分鐘
Reid (2012)	共 16 人 / 女 (年齡 23.5±3.5)	沒有恆常參與長跑訓練	6		3-4	沒運動	30-45 秒 x 4-7 (休息 4 分鐘)		18-33.25 分鐘

研究作者	參與人數及性別	運動水準	整個訓練計劃（週）	每組訓練次數 對照組	每組訓練次數 HIIT組	訓練強度 對照組	訓練強度 HIIT組	每週總時間/里數 對照組	每週總時間/里數 HIIT組
Esfarjani and Laursen (2006)	共17人／男（19±2年齡）	恆常參與跑步訓練（3K最好成績平均11.3分鐘）	10	4	4	75 % VO2max 速度（11.5±0.5公里／小時）	A組（6人）：60% VO_2max 所能維持時間 x 8次（15.7±0.7公里／小時 x 3.5±0.7公里／小時 7.8±0.3公里／小時 x 3.5±0.7）每週2次；另每週2次60分鐘75 % VO_2max 速度（11.5±0.5公里／小時）B組（6人）：30秒130% VO_2max 速度 x 12次（19.9±0.6公里／小時）（休息7.8±0.3公里／小時 x 4.5分鐘）每週2次；另每週2次60分鐘75 % VO_2max 速度	46±2.2公里	A組43.6±2.4公里；B組36.6±2.6公里

成效

表 4.4　六份跑步研究的成效

研究	組別	訓練前 VO₂max (mL·kg⁻¹·min⁻¹)	訓練後 VO₂max (mL·kg⁻¹·min⁻¹)	訓練前後最大攝氧量分別 ΔVO₂max (%)	Cohen's d effect size (95 % CI)	專項測試 (訓練前 vs 訓練後)
Iaia et al. (2009)	對照組	56.10	56.40	0.53	-0.31 (-1.27 to 0.65)	10,000 米 (40.52±1.09 vs 40.59±1.3 分鐘)
	HIIT 組	54.80	53.50	-2.?3		10,000 米 (40.53±2.41 vs 40.36±2.27 分鐘)
MacPherson et al. (2011)	對照組	44.00	49.50	11.11	-0.02 (-0.90 to 0.86)	2,000 米 (9 vs 8.47 分鐘)
	HIIT 組	46.80	52.20	10.34		2,000 米 (9 vs 8:57 分鐘)
Rowan et al. (2012)	對照組	50.64	52.31	3.?9	0.10 (-1.09 to 1.29)	20 米來回漸進快跑 (1,473±494 米 vs 1,613±510 米)
	HIIT 組	50.68	53.04	4.?5		20 米來回跑 (1,857±423 米 vs 2,131±436 米)
Sandvei et al. (2012)	對照組	47.90	49.70	3.?	0.14 (-0.68 to 0.96)	
	HIIT 組	50.90	53.50	4.5?		
Reid (2012)	對照組	51.50	51.60	0.??	0.67 (-0.49 to 1.82)	
	HIIT 組	45.30	48.10	5.5?		
Esfarjani and Laursen (2006)	對照組	51.80	52.90	2.??	0.74 (-0.49 to 1.96)	3,000 米 (11.33 vs 11.31 米)
	HIIT 組	51.70	54.90	5.83		3,000 米 (11.33 vs 10.50 米 A 組); 3,000 米 (11.33 vs 10.59 米 B 組)

　　從以上研究結果及數據來說，HIIT 對增強最大攝氧量（VO_2max）的成效，跟傳統長跑訓練（對照組）分別不大，更遑論是專項的進步了。至於在訓練時間方面，HIIT 的所需時間可能比傳統長跑訓練少 1/2 至 1/3，但假若跑步的目的是樂在跑中，時間長一點不是更好嗎？

表 4.5　HIIT 對患有慢性病的研究

研究作者	參與人數及性別	慢性病類別	整個訓練計劃(週)	每組訓練次數 對照組	每組訓練次數 HIIT組	訓練強度 對照組	訓練強度 HIIT組	每週總時間/里數 對照組	每週總時間/里數 HIIT組
Wisloff (2007)	共 27 人／男（年齡 75.5±11.1）9 人 HIIT 組；9 人帶運動	心肌梗塞後	12	3	3	47 分鐘（60 % 最高心跳）總時間 47 分鐘	10 分鐘熱身 (50-75%)最高心跳）4 x 4 分鐘跑台 (90-95% 最高心跳）；3 分鐘休息 (50-75% 最高心跳）總時間 38 分鐘	1,692 分鐘	1,368 分鐘
Molmen-Hansen et al. (2012)	共 88 人 /49 男 39 女（年齡 52.0±7.8）3 組 HIIT=31；帶運動 =28	高血壓；上壓 140-179mmHg；下壓 90-109 mmHg;	12	3	3	47 分鐘（70 % 最高心跳）總時間 47 分鐘	10 分鐘熱身 (60% 最高心跳）4 x 4 分鐘跑台 (90-95% 最高心跳）；3 分鐘休息 (60-70%)最高心跳）總時間 38 分鐘	1,692 分鐘	1,368 分鐘
Schjerve et al. (2008)	共 40 人 /8 男 32 女（年齡 45.8±2.4）3 組 HIIT=14；帶運動 =13	肥胖；BMI ≥ 30 公斤／米²	12	3	3	47 分鐘 (60-70 % 最高心跳）總時間 47 分鐘	10 分鐘熱身 (50-60%)最高心跳）4 x 4 分鐘跑台 (85-95% 最高心跳）；3 分鐘休息 (50-60% 最高心跳）總時間 38 分鐘	1,692 分鐘	1,368 分鐘

研究作者	參與人數及性別	慢性病類別	整個訓練計劃（週）	每組訓練次數 對照組	每組訓練次數 HIIT組	訓練強度 對照組	訓練強度 HIIT組	每週總時間/里數 對照組	每週總時間/里數 HIIT組
Tjonna et al. (2008)	共23人／8男15女（年齡25.2±0.7）3組 HIIT=12；帶運動=10	代謝症候羣	16	3	3	47分鐘（70％最高心跳）總時間47分鐘	10分鐘熱身（70％最高心跳）4 x 4分鐘跑台（90％最高心跳）；3分鐘休息（70％最高心跳）5分鐘放緩 總時間40分鐘		
Rognmo et al. (2004)	共21人	冠心病	10	3	3	41分鐘（50-60％最高心跳）總時間41分鐘	5分鐘熱身（65-75％最高心跳）4 x 4分鐘跑台上坡（85-95％最高心跳）；3分鐘休息（50-60％最高心跳）3分鐘放緩 總時間33分鐘		
Lellamo et al. 2013	共20人／男（年齡62.4±8.5）	心臟衰竭	12	2/7首三週；3/7(3-6週)；4/7(6-9週)；5/7(9-…	2/7首三週；3/7(3-6週)；4/7(6-9週)；5/7(9-…	30-45分鐘（45-60％最高心跳）	9分鐘熱身 4 x 4分鐘跑台上坡（75-80％最高心跳）；3分鐘休息（45-50％最高心跳）		

研究作者	參與人數及性別	慢性病類別	整個訓練計劃（週）	每組訓練次數 對照組	每組訓練次數 HIIT組	訓練強度 對照組	訓練強度 HIIT組	每週總時間/里數 對照組	每週總時間/里數 HIIT組
Moholdt et al. (2009)	共59人/48男 11女；（年齡 61.1±7.3）	曾進行冠狀動脈搭橋手術	4	5	5	46分鐘～70%最高心跳）總時間～6分鐘	8分鐘熱身（65-75%最高心跳）4 x 4分鐘跑合上坡（90%最高心跳）；3分鐘休息（70%最高心跳）；5分鐘放緩 總時間 38分鐘		
Roditis et al. (2007)	共21人/19男 2女；（年齡 62±2.5）	心臟衰竭	12	3	3	40分鐘～50%最大功率（單車）高心跳）總時間～0分鐘	30秒 100% 50%最大功率 x 30秒休息 x 40分鐘		
Freyssin et al. (2012)	共26人/13男 13女；（年齡 54±12）（HIIT=12; CT（帶氧運動）=14）	心臟衰竭	8	5	5	10分鐘熱身；45分鐘跑步/單車運動（強度在心跳率低於乳酸區）	10分鐘熱身單車功率 5W；30秒 50-80%最大功率休息 60秒 x 12次 x 3組	360分鐘/星期	168分鐘/星期
Fu et al. (2013)	共45人（年齡 66.9±1.9）；HIIT=15；10男 5女 CT=15；9男 6女	心臟衰竭	12	3	3	3分鐘熱身單車 30%最大攝氧量 @60%主大攝氧量；60分鐘單車@40%最大攝氧量；3分鐘放緩@30%主大攝氧量	3分鐘熱身單車 30%最大攝氧量；5 x 3分鐘 80%最大攝氧量；3分鐘休息@40%最大攝氧量；3分鐘放緩@30%最大攝氧量		

組別	訓練前 VO_2max (mL・kg-1・min-1)	訓練後 VO_2max (mL・kg-1・min-1)	訓練前後最大攝氧量分別 ΔVO_2max (%)	Mean difference (95 % CI)
Wisloff (2007) 對照組	13.0±1.1	14.90±0.9	14	4.10 (2.53 to 5.67)
HIIT組	13.0±1.6	19.0±2.1	46	
Molmen-Hansen et al. (2012) 對照組	34.0±7.0	35.8±6.9	5	5.70 (0.68 to 10.72)
HIIT組	36.3±8.8	41.5±10.6	15	
Schjerve et al. (2008) 對照組	36.7±1.4	42.6	16	2.30 (-1.85 to 6.45)
HIIT組	36.7±1.2	48.8	33	
Tjonna et al. (2008) 對照組	36.0±3.2	41.6±3.6	16	3.7 (-5.96 to 13.36)
HIIT組	33.6±2.5	45.3±3.3	35	
Rognmo et al (2004) 對照組	32.1±5.3	34.8±5.7	7.9	3.00 (-6.36 to 12.36)
HIIT組	31.8±9.3	37.8±12.4	17.9	
Lellamo et al. 2013 對照組	18.44±4.29	22.53±3.13	22.2	0.5 (-0.15 to 7.35)
HIIT組	18.78±4.58	23.02±4.28	22.6	
Modoldt et al. (2009) 對照組	26.2±5.2	28.5±5.6	7.9	2.70 (-1.18 to 6.58)
HIIT組	27.1±4.5	30.4±5.5	17.9	
Roditis et al. (2007) 對照組	15.3±4.4	16.6±4.5	9	-1.20 (-4.93 to 2.53)
HIIT組	14.2±3.1	15.4±4.2	8	
Freyssin et al. (2012) 對照組	10.6±4.1	10.80±4.1	2	2.80 (-0.01 to 5.61)
HIIT組	10.7±2.9	13.6±3.2	27	
Fu et al. (2013) 對照組	15.9±0.7	16.0±1.5	0.63	3.6 (-0.15 to 7.35)
HIIT組	16.0±1.0	19.6±1.2	22.5	
整體				3.03 (2 to 4.07)

第五章

預防受傷妙法

5.1 選擇理想的訓練環境

要挑選合適的訓練環境,主要考慮練習場地及氣候。在練習場地方面,香港可算得天獨厚,擁有世界上密度最高的田徑場地,亦有很多緩跑徑、郊野公園路徑及迂迴曲折的山嶺等不同場所,供跑手練習跑步。最近康文署更在全港 18 區增設了 33 條緩跑徑,要選擇哪類型的練習場地訓練,悉隨尊便。不過若從跑步訓練的角度考慮,跑手最好嘗試在各類型的場地練習,因為各種場地的地勢及環境各有差異,此舉能令下肢肌肉得到充分鍛鍊。

當你在馬路邊練習跑步,應沿原路折返,跑回起點。因為馬路邊略為傾斜,假如只循一個方向跑,左右腿的落點高低不平,一邊落在較高的路面,另一邊則落點較低,前者自然較受壓。沿原路折返，便不致令其中一條腿經常承受較大的壓力。若在運動場上練習，則應選外圍的跑道，其原理跟馬路相同，也是避免其中一條腿過分受壓。

康文署在全港 18 區增設了 33 條緩跑徑，其中港島區有 6 條，九龍有 9 條，其餘的都在新界區。步行徑多數較平坦，最長的有 4 公里的灣仔寶雲道路徑，最短的是牛池灣公園的 290 米。每條步行徑都有體適能及能量消耗的資訊給市民參考。要數最受跑手歡迎的應是寶雲道的路線，常常會碰到一些超級跑手疾風而過。九龍城的九龍仔公園也不失為一個好的練習場地，可惜比較偏遠。最風景媚美的應是馬鞍山海濱長廊，有沙田海為伴，能遙望對岸的中文大學及科學園，還可遠眺八仙嶺羣峯，海天一色，的確令人心曠神怡。以下是 18 區的緩跑徑路線及其他健步資訊：http://www.lcsd.gov.hk/specials/sportforall/pdf/fitness.pdf

至於氣候方面，天氣清爽，自然跑得輕鬆，令人更有動力。但香港的天氣並不是常常清爽怡人，如在酷熱天氣下訓練，體力消耗較大，要留意可能會增加熱受傷的機會。所以不論在任何季節，應該按照自己的體能，盡量避免在中午日照最強的時間，如中午 12 時至 2 時，在戶外練習跑步，並要適量補充水分。雖然從生理角度來説，傍晚訓練比早上訓練為佳，尤其是速度訓練方面，但因大部分的長跑比賽都是在早上進行，跑手還是需要作早上訓練，以適應早上比賽的狀態。

5.2　熱身不能防受傷

跑步屬重複收縮性的機械動作，我們的綜合分析顯示，訓練前進行熱身及伸展運動未能有效防止跑步受傷 [1, 2, 3]。但熱身及訓練前的伸展有助跑手預備及提升訓練狀態。因此，伸展運動應以輕鬆及能帶動股、髖部、膝關節、大腿、小腿肌肉為主。熱身時間的長短不是重點，因為長跑不像短跑或其他球類運動，講求速度及爆發力，開始跑步時一般速度都較慢，這已經達到熱身的目的了。

1　Yeung, E.W., Yeung, S.S., 2001, Prevention of running injuries (Cochrane Review), In: *The Cochrane Library*, Issue 3, 2001. Oxford: Update Software.

2　Yeung, E.W., Yeung, S.S., 2001, A systematic review of interventions to prevent lower-limb soft-tissue running injuries. *British Journal of Sports Medicine* 35: 383-389.

3　Yeung SS, Yeung EW, Gillespie LD. 2011 Interventions for preventing lower limb soft-tissue running injuries. *Cochrane Database of Systematic Reviews*, Issue 7. Art. No.: CD001256. DOI: 10.1002/14651858.CD001256.pub2.

5.3 訓練後伸展最關鍵

跑步引致肌肉骨骼受傷的例子中，大部分屬於過勞損傷，其中七種炎症或痛症有較高的發病率，它們都集中在腰部、膝部、小腿及足部等位置，包括：膝部的膝前端痛症（Anterior Knee Pain）、髕腱炎（Patellear Tendinopathy）、膝外側的髂脛束膜炎（Iliotibial Band Friction Syndrome）、小腿的脛骨膜炎（Shin Splints）、腳跟腱炎（Achilles Tendon Tendinopathy）、腳底筋膜炎（Plantar Fasciitis）和腰背痛。

從預防勞損性受傷角度考慮，訓練後的放緩及伸展運動至為重要。訓練後的伸展運動可幫助了解自己的身體狀況、促進復原及減小肌肉受傷機會。所以每次訓練後，練跑者應持之以恆地執行一套有規律的放緩及伸展運動，當中需要包括以下三部分：慢跑幫助放緩、關節舒展、放鬆和下肢肌肉伸展活動，這樣才能達到預防受傷的效果。

5.4　10 分鐘放緩慢跑

　　放緩運動能讓身體從劇烈的運動狀態下，慢慢緩和，有助減少後發性肌肉痠痛的機會。而慢跑放緩的目的是促進血液循環，帶走乳酸，強度應維持在 60~70%（即心率約每分鐘 120~130 下），約跑 10 分鐘，或你平時跑速的 2/3 速度。接着進行腰部、盆骨及髖關節的舒展活動，最後是下肢肌肉伸展活動。

　　訓練後感到疲勞及痠痛實屬正常，但一兩天後再練習時，做完熱身仍感痠痛，便可能是後發性肌肉痠痛了。練跑者要留意痠痛情況，約持續發生便可能已受傷，需停止訓練並求醫。

　　下一節將示範跑步訓練後建議進行的 12 種伸展運動。

5.5　12 招正確伸展運動

❶　伸腰運動

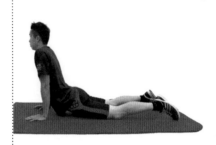

此動作主要伸展腰椎，減少脊椎盤間體的壓力。練跑者俯臥在地上，如圖所示用雙手支撐上半身，腰部盡量向後伸展，盤骨及下半身應貼在地面，維持此動作 10 秒，並重複 10 次。

❷　收腰運動

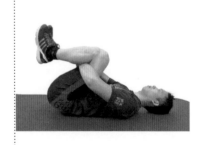

此動作主要伸展腰背肌肉、盤骨軟帶及軟組織。練跑者先躺臥地上，如圖所示用雙手將下半身盡量向胸部屈曲抱緊，練跑者應感到腰的下半部及盤間位置有一股張力拉緊，維持此動作 10 秒，並重複 10 次。

❸ 轉腰運動

此動作主要帶動腰關節的活動。練跑者先側臥地上，如圖所示雙手置於胸兩側，右腿上膝屈曲放在左腿上，把上半身由側臥向右轉貼地面，保持下半身不動，輕鬆左右擺動上半身，左右各 10 次，每次約 2 秒內完成。

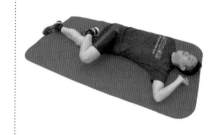

❹ 舒展腰椎

此動作主要舒展腰椎及增強每個腰關節的靈活度。如圖所示以手腳作四點支撐，然後像貓一樣原地伸腰。輕鬆活動 10 次，每次約 2 秒內完成。

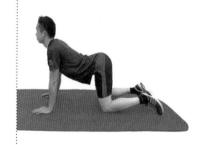

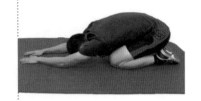

此為舒展腰椎的延續動作，如圖所示雙腿屈曲跪坐，向前伸腰，臀部盡量貼近雙腿，雙手向前伸直。上半身向前，然後稍稍往左側伸展，練跑者應感覺到腰側位置有張力拉緊，維持 10 秒後，再稍稍往右側伸展，每邊重複 3 次。整套腰背活動約 5 分鐘內完成。

❺ **髖關節打圈**

此動作主要增強髖關節的活動能力。運動員躺臥在地上，雙手橫放。如圖所示以順時針及逆時針方向輕鬆轉動大腿髖關節，每腿轉動 10 次（順時針 5 下，逆時針 5 下），每次約 2 秒內完成。

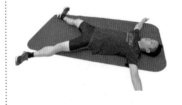

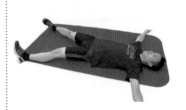

❻ 臀回轉肌

此動作主要伸展臀回轉肌，
臀回轉肌是一組小肌肉，作用
是幫助髖部外旋，伸展運動對
紓緩肌肉疲勞及防止肌肉受傷
有正面作用。如圖所示練跑者
先躺在地上，左腿交叉疊在右
腿上，保持背部及盤骨貼地，
將踏住上面的一條腿往胸口拉
近，靜止維持 20 秒，然後交換
雙腿位置，每邊重複 3 次。

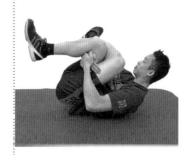

❼ 髖外側肌

此動作主要伸展髖外側肌。
如圖所示先蹲下，右腿貼地往
左邊放，腳尖指向左，右臀貼
地；左腿跨過右腿，放在右腿
的右方，跟地面成垂直線。右
手可幫助左腿拉近軀幹，讓肌
肉伸展，左手後放地下，支撐
身體。靜止維持 20 秒，交換
雙腿方向，每邊重複 3 次。

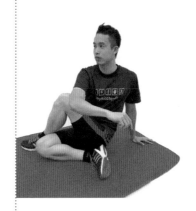

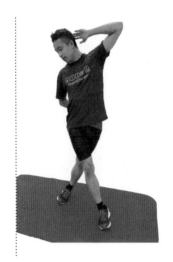

❽　髂脛束

此動作主要伸展髂脛束。髂脛束僵硬是引致膝外側痛的一個原因，伸展運動有助放鬆這組組織。如圖所示先雙腿站穩，左右腳交叉站立穩妥，微微向右扭腰，左手放頭後，右手放背後，讓肌肉伸展，靜止維持 20 秒，向左扭腰，雙手交換位置，每邊重複 3 次。

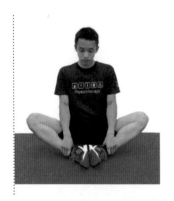

❾　髖內側肌

此動作主要伸展髖內側肌。如圖所示先盤坐，雙腿腳掌貼緊，雙手握腳腕，讓肌肉伸展，靜止維持 20 秒，重複 3 次。

⑩ **膕繩肌**

此動作主要伸展膕繩肌。膕繩肌受傷是常見傷患，做伸展運動對紓緩肌肉疲勞及防止肌肉受傷有正面作用。如圖 1 所示把一條腿水平線般放置在支撐物上，腿伸直，腳掌直放向上，靜止維持 30 秒。如圖 2 膝微曲，同時腳掌由中間右轉至橫放，膝伸直；腳掌轉回中間，再如圖 3 左轉至橫放，令腿部可向外側、內側充分伸展肌肉。腰背要保持挺直，然後重複做另一條腿。

膕繩肌有兩組肌肉，而肌肉起點（近坐骨位置）是常見的痛點，宜以腳掌向上為先。

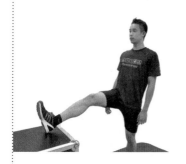

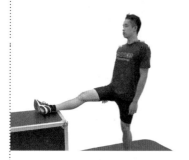

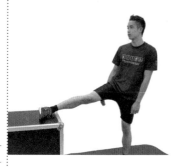

1
2
3

⓫　四頭肌

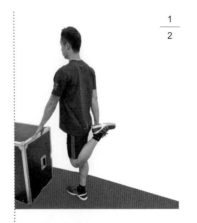

1
—
2

此兩組動作主要伸展臀部共四組肌肉的四頭肌。如圖 1 所示單手抓住支撐物，向後提起單腿，並靠臀部屈曲，另外一隻手握緊屈曲的腿，在腳背施壓，腰背保持挺直。靜止維持 20 秒，換腿再做，每邊重複 3 次。

另一組動作是作弓箭部伸展，腰背保持挺直，靜止維持 20 秒，換腿再做，每邊重複 3 次。

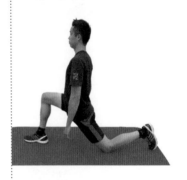

⑫ 腓腸肌及比目魚肌

此兩組動作主要伸展腓腸肌及比目魚肌兩組小肌肉。如圖 1 所示前腿屈曲，後腿伸直，雙手抵住支撐物，讓小腿肌肉充分伸展。靜止維持 20 秒，每邊重複 3 次。另一組動作則如圖 2 前腿和後腿都輕微屈曲，雙手抵住支撐物，讓小腿肌肉充分伸展。靜止維持 20 秒，每邊重複 3 次。

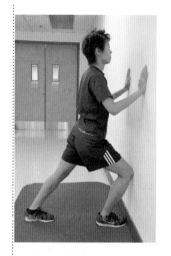

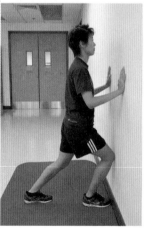

1
—
2

5.6　跑步鞋的興起與轉變

大家有看過電影《阿甘正傳》(*Forrest Gump*) 嗎？

"That day, for no particular reason, I decided to go for a little run. So I ran to the end of the road. And when I got there, I thought maybe I'd run to the end of town. And when I got there, I thought maybe I'd just run across Greenbow County. And I figured, since I run this far, maybe I'd just run across the great state of Alabama. And that's what I did. I ran clear across Alabama. For no particular reason I just kept on going. I ran clear to the ocean. And when I got there, I figured, since I'd gone this far, I might as well turn around, just keep on going. When I got to another ocean, I figured, since I'd gone this far, I might as well just turn back, keep right on going."

– Forrest

還記得他不斷不斷地跑着，不斷不斷引來更多更多的追隨者，這或許正正道出長跑運動 70 年代在美國的興起。當紐約馬拉松在 1976 年由郊區轉至市中心舉辦，立即吸引眾多跑手參加，長跑火熱，一發不可收拾。時至今日，單單 2013 年度，全球有 4,016 場次馬拉松賽事，參加人數達 1,652,586 人 (Association of Road Racing Statistician)。長跑興起，亦為運動廠商提供無限商機，跑步鞋就是一個好例子。從"白飯魚"到日新月異的跑步鞋，都見證着跑步鞋設計上的變異。從開始注重緩衝、減震（cushioning）到調節及穩定腳着地時重心點滑行軌跡（motion control），到最近流行的赤足或極簡跑鞋（minimalist footwear）。

"赤"的疑惑

赤足跑的潮流在跑步科學文獻上可說是熱門話題，尤其是 Lieberman 等人在殿堂級雜誌──《自然》（Nature）為赤足跑護航[4]，就更加把赤足跑弄得火熱。支持者主要論據是從進化論，物競天擇角度考慮，認為人類遠古祖宗是赤足獵食者，通過千萬年的演變及進化，人類是最適宜赤足而行，同時赤足能加強腳底感覺，鍛鍊腳部肌肉。但當人穿上鞋的時候，腳部肌肉鍛鍊的機會大大減少，同時 Lieberman 等人觀察到非洲肯雅某部族的居民，自少都是赤足長大，他們的跑姿都用腳前掌跑，腳前掌跑可以減低着地時的瞬間衝擊力，而這衝擊力又聯繫到下肢肌肉骨骼受傷，源於此，赤足跑的支持者認為此種跑法更能減少受傷。這論據可能以概偏

---

4   Lieberman DE, Venkadesan M, Werbel WA, Daoud AI, D'Andrea S, Davis IS, Mang' eni RO, Pitsiladis Y, "Foot strike patterns and collision forces in habitually barefoot versus shod runners", *Nature* 2010 Jan 28; 463 (7280): 531-5. doi: 10.1038/ nature 08723.

全，倒果為因了。

　　首先赤足跑的不一定全是腳前掌跑者，同樣穿跑鞋者也有腳前掌跑者，Hatala 等學者（Hatala et al., 2013）[5] 在另一肯雅族羣發現，赤足跑者的腳部着地點和跑速有直接關係，他們長距離慢跑時（約 5 分鐘 / 公里），大部分都是後跟先着地，但當速度加快時，赤足跑會慢慢轉至腳中掌跑或腳前掌跑。所以腳的着地點應該和跑速，或更具體來説，腳着地點和身體重心垂直線有直接關係。觀乎此，赤足跑或用極簡跑鞋者不一定是腳前掌跑者，反之用一般的跑步鞋也不一定是用腳後踭跑啊！

5.7　挑選適合的跑步鞋

　　做人要腳踏實地，但當跑手腳踏實地的時候，卻別有一番滋味在心頭。每當我們跑出一步，腳跟着地，反作用力會令腳部承受自己體重兩至三倍的垂直壓力。這股衝擊力會從着地點，一般由腳踭迅速轉移至腳掌，然後在大拇趾與食趾間推進。

　　舉例，當一名體重 60 公斤的跑手以 600 步完成 1 公里，雙腿需緩衝的壓力便高達 352,800 N！長

5　Hatala KG, Dingwall HL, Wunderlich RE, Richmond BG, "Variation in foot strike patterns during running among habitually barefoot populations", *PLoS One*. 2013; 8 (1): e52548. doi: 10.1371/journal. pone. 0052548. Epub 2013 Jan 9.

跑運動員一般每星期跑 10 公里以上，腳部承受的壓力，便可想而知了。若這股壓力未能平均分佈在大腿及小腿，問題就大了，跑手很容易因此受傷。所以即使潮流怎樣改變，跑步鞋的基本功能始終沒有改變——保護跑手在跑步時足部及下肢，分散承受的壓力，避免受傷。我們要考慮的問題是：怎樣挑選適合自己的跑鞋？

　　跑步鞋共有三個主要作用：提供減震能力、穩定性及良好支撐點作蹬前用，所以市面的跑步鞋構造一般都針對此三類作用設計。要知道哪一類跑步鞋最適合自己，先要了解自己的腳形和步態。我們的足部都有一個彎曲的弓形結構，稱為 "足弓"。我們可以在腳底先沾一點水，印在階磚或地板上，看一看自己的腳形屬哪一種。

5.8　腳形與步態分析

三種腳形

1. 正常腳形：足弓現形

足內側中間部位見凹陷，離地與貼地部分的闊度比例大約為 2：1（參考左圖）。

特點：在運動過程中，這種足形通常是腳外側

先着地，腳踝輕微向內翻，這樣可以有效吸震，
卸去由地面傳到足部的撞擊力。

選鞋須知：此類腳形的人其足弓能有效吸震，
所以有一般穩定性的跑鞋已合用，不用刻意張
羅構造特別的跑鞋。

2. **扁平足：足弓弧度扁平**

足內側中間部位沒有凹陷，離地與貼地部分的
闊度比例少於 2：1（參考左圖）。

特點：步行或跑步時，腳掌向內翻的角度大，
以致足內側先着地，連帶小腿內側也要承受由
地面傳來的撞擊力，所以擁有此類腳形的人較
容易疲勞。扁平足弓未能像正常足弓那樣，發
揮卸力作用。

選鞋須知：鞋內側應有良好的承托能力，鞋後
幫即保護腳根的部分宜堅硬，以免腳掌過度內
翻。同時，要挑選有足夠緩震保護的跑步鞋。
嚴重扁平足的人應找足病診療師訂做特殊鞋
墊，加強足弓的承托力。

3. **高弓足：足弓弧度過高**

足內側中間部位凹陷過度（大於 2：1 的比例），
貼地部分有時甚至斷成上下兩部（參考右圖）。

特點：步行或跑步時，腳掌向外翻，以致足外

側先着地，情況剛好與扁平足相反。足弓欠彈性，足底的筋膜不足以起緩震作用。

選鞋須知：挑選貼服及緩震度強的跑步鞋。

步態分析

我們除了可用腳形來幫助選擇合適的跑步鞋，亦可透過步態分析（motion analysis）判斷，了解跑步時，雙腳的落點、支撐點、轉移及重心位置。

1. 正常步態

跑步時，正常的步態是腳掌外側會先與地面接觸。腳尖帶動腳踝向外輕微旋轉。足部、腳踝與小腿成一直線。着地後，重心能順利落在整個腳掌，幫助避震。足部和腳踝可以有效吸收來自於地面的垂直壓力，支撐並穩定身體，然後把壓力平穩過度到腳前掌，為之後腳趾蹬地做好準備。至於雙腿理想的着地點應是腳踭或腳前掌，視乎着地時身體重心的位置。

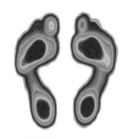

步態分析圖——正常步態

2. **過度內旋的步態**

這種跑姿的步態是足着地後，足心嚴重內翻，重心落在足的內側。足與腳踝不能給身體提供良好的穩定性，也無法有效吸收來自地面的震動。適宜的跑步鞋需穩定性佳，具有運動控制功能。

3. **足外旋的步態**

這種跑姿的步態是足着地後，重心落在足的外側。在整個步態週期中，足心並不能翻向內側，足的外側卻持續受力，也無法有效吸收來自地面的震動，因此足在離地期的蹬地過程中，腳外側承受了大部分壓力。適宜的跑步鞋需柔軟性強，具有減震功能的跑鞋，特別是鞋底具有密度適中的透氣性夾層跑步鞋。

用腳的形態去選擇跑步鞋看似合理，這亦為跑鞋廠商創做無限商機，如果跑步鞋確能減少跑步受傷，文獻回顧應該能看到跑步受傷減少的趨勢，但事實並非如此。Knapik 等學者的三份報告共追蹤了 7,203 名從事軍訓的軍人，發覺配備合乎腳形的跑鞋，並未能有效減少跑步受傷[6]。更有甚的是最近一

---

6 Knapik JJ, Trone DW, Tchandja J, Jones BH, "Injury-reduction effectiveness of prescribing running shoes on the basis of foot arch height: summary of military investigations", *J Orthop Sports Phys Ther.* 2014 Oct; 44 (10): 805-12. doi: 10.2519/jospt. 2014.5342. Epub 2014 Aug 25.

份追蹤了 927 名業餘跑手一年的研究，發覺並不如坊間所説扁平足者更容易受傷[7]，那問題在哪裏呢？

如果跑步鞋是一部車

我忽發其想，如果跑步鞋是一部車，不同品牌及型號的車都有其獨特之處及作用，車身應可類作鞋的模（shoe last），鞋底一般有三層，分別是內底層（insole）、中底層（mid sole）及外底層（out sole）。內底層就好像車的坐椅，提供舒適的感覺，中底層好比汽車的懸掛系統，能使駕駛者在顛簸的路面上保持平穩及舒適運行。跑鞋的中底層作用也是如此，提供所需的穩定性和緩震性，以上兩者取決於鞋底的中底層物料，一般都是由類似泡沫的材料製成，例如乙烯乙酸乙烯脂（EVA）、Phylon（Phylon 將 EVA 加熱而鑄造中底形狀。這種壓縮泡沫比模切 EVA 更輕）和聚氨酯（PU）。聚氨酯跟EVA 及 Phylon 不同，它是一種堅實、厚重且耐磨的泡沫材料，能提高跑鞋的穩定性。坊間不同牌子的跑鞋都有其註冊專利的中底層，分別是三種主要物質的分量及分佈。鞋的外底層當然就是車的輪胎了，鞋外層的花紋就和輪胎的花紋一樣，主要是橡

7　Nielsen RO, Buist I, Parner ET, Nohr EA, Sørensen H, Lind M, Rasmussen S, "Foot pronation is not associated with increased injury risk in novice runners wearing a neutral shoe: a 1-year prospective cohort study", *Br J Sports Med.* 2014 Mar; 48 (6): 440-7. doi: 10.1136/bjsports-2013-092202. Epub 2013 Jun 13.

膠類物料，提供抓地、制動防滑功能。車有窗或冷氣保持空氣流通及舒適，鞋面物料的透氣度是另一考慮因素。但這些是最重要因素嗎？

　　若我想要在路上奔馳，車的引擎應該比這些來得重要。車的引擎就好像每個人的天生特質，哈哈，就是天份吧！3,000cc 的功能總比 1,500cc 好吧，但要把自身的引擎發揮得最好，就是自己的責任。這要透過持之以恆的訓練，了解自己的特性，慢慢微調（fine tune）出來。同樣，要避免因跑步而引致的肌肉骨骼受傷，肌力的協調會否更重要呢？

肌肉的智慧

　　大家可能都會有這個經驗，當我們預知着地地面的硬度（例如：沙灘、石屎路），小腿及腳部肌肉會預先作出協調，令着地時產生的震盪減到最小，這就是 Prof Nigg Benno 所說的 muscle wisdom（肌肉的智慧）。意思是當腳還沒着地，肌肉已會預先啟動[8]。這是否意味着我們小腿肌肉的力量協調及持久耐力，是避免跑步受傷的第一道防線？

8　Nigg BM, Wakeling JM, "Impact forces and muscle tuning: a new paradigm", *Exerc Sport Sci Rev*. 2001; 29(1): 37-41.

5.9 跑步鞋的普遍謬誤

1. 全能鞋功能全面、無敵。

全能鞋的賣點是適合進行任何運動時穿着，但這也正是其弱點。每種運動都有特點，對雙腿的保護程度也各有不同。怎麼可能有一雙鞋能做到"全面保護"？

2. 一雙跑步鞋，既可逛街時穿着，也可在緩步跑穿着。

步行及緩步跑時，或會磨蝕鞋根的不同部位。或許步行時被磨蝕的位置，正好是緩步跑時需要緩震的地方，這樣那些跑步鞋又怎能在緩步跑時保護雙足？

3. 把跑步鞋長期放在汽車車廂內，方便隨時更換做運動。

汽車車廂經常被太陽照射，內裏溫度可能高達攝氏 40 度以上。跑步鞋表面即使看不到有變形的情況，但長久會"熱壞"跑步鞋的緩震部分。

4. 只有一雙跑步鞋，有何不可？

香港天氣潮濕，為衛生起見，最好有兩雙跑步鞋輪流替換穿着，讓剛穿過的一雙鞋有充裕的時間吹乾、透氣。

5. 應待跑步鞋穿破了才更換。

曾有研究指出，具緩震功能的跑步鞋，跑過400 至 800 公里後，效果已扣掉六成，失去原有的保護功能[9]。這時候可考慮是否需要更換新的跑步鞋了。

9　Cook SD, Kester MA, Brunet ME. Shock absorption characteristics of running shoes. *Am J Sports Med*. 1985; 13(4): 248-53.

第六章

壓力緊身衣與肌內效貼布

6.1 需要穿壓力緊身衣嗎？

壓力治療（Compression therapy）在醫學已廣泛應用多年，常見的包括淋巴水腫或其它水腫的預防，預防肺栓塞、處理傷口、疤痕和腿部靜脈潰瘍等。其中最廣為人知的相信是用於靜脈曲張的壓力緊身襪褲。壓力緊身衣（Compression garment）在運動界的應用在近十年間流行起來，並且越趨熱鬧，款式日新月異，林林種種，包括壓力緊身褲（至膝蓋或大腿長度）、緊身袖、上身服裝（覆蓋軀幹，全部或部分的上肢）和下半身衣服（從腰部，覆蓋下肢全部或部分），好不熱鬧。產品商一般都聲稱可包緊肌肉、減少受傷和加速血液循環，帶走乳酸及加速回復等。但科學論證對其效用有存疑，壓力緊身衣對身體的壓力主要取決於衣服的物料、彈性和身體尺寸比例而定，它潛在的效益可從物理、生理或心理層面去考慮，但確實機制似乎難以闡明。

在運動過程中，緊身兒支持者普遍認為，從物理角度去考慮壓力緊身衣可降低肌肉在收縮過程中的震動，從而減少肌肉微創損傷，降低功率消耗。在寒冷天氣下，壓力緊身衣減少熱從表皮放送，有助恆溫，還有，在心理層面提高了運動衣的舒適度，感覺良好。而在運動後的恢復方面，主要論點是通過壓力，促進靜脈回流和加速去除代謝廢物及減少水腫，增加動脈血流從而增加氧氣輸送到肌肉組織，促進恢復等生理效果。

壓力緊身衣對長跑的效益

Sperlich 等學者分別向 15 名三項鐵人男運動員進行測試，讓他們分別穿上三類壓力緊身衣（壓力緊身襪、從腰至足踝半下身壓力緊身衣及全身壓力緊身衣）進行固定速度跑。結果顯示，無論運動員有沒有穿上壓力緊身衣，能維持固定速度的時間是沒有分別的。同樣學者 Berry 和 McMurray 發現，6 名男跑手分別在沒有穿壓力緊身衣及膝蓋長度的壓力緊身衣進行最大攝氧量測試中，所得到的最大攝氧量及與及維持時間方面二者亦沒有分別的。相比之下，學者 Kemmler 等測試 21 名有恆久訓練的男跑手，在跑步機上進行持續加速的測試，起始速度是 9-11 公里 / 小時，然後每 5 分鐘加 1 公里 / 小時。結果發現穿膝蓋長度的壓力緊身衣，跑手能堅持的時間多大約 1.5 分鐘（36.44 ± 3.49 vs. 35.03 ± 3.55 分鐘）。要留意的是在這三份研究中，最大攝氧量的數據在有壓力緊身衣和沒有壓力緊身衣情況下，都是沒有分別的。在 10 公里跑方面，學者 Ali 等人要求 14 名男跑手作兩次 10 公里跑（相隔至少 3 天），結果是兩次 10 公里跑時間（44.7 和 45.0 分鐘）、心臟速率，及自身感覺程度三者都沒有分別，但在後發性肌肉酸痛方面，穿膝蓋長度的壓力緊身褲能減輕跑後的肌肉酸痛。那麼在馬拉松跑時又是怎樣的呢？

　　Areces 等學者將 34 名年齡相同、身高體重相約及馬拉松跑最佳時間一致的經驗豐富跑手，隨機分配到對照組（N = 17）及壓力襪組（N = 17）。對照組穿上普通運動襪，壓力緊身衣組穿上從腳趾至膝蓋的漸進彈力襪（25 至 20mmHg）。跑手在比賽前後以血清肌紅蛋白、肌酸激酶的濃度（肌纖維損傷血液指標）、跳躍高度（腿肌肉力量指標）及完成時間作相互比較。結果顯示在馬拉松完成時間上對照組和壓力襪組沒有分別（對照組：210 ±23 分鐘和壓力襪組：214 ± 22 分鐘；P = 0.58）。對照組和壓力襪組之間，比賽後腿部肌肉力量減少程度（-19.8% ± 17.7% 和 -24.8% ± 18.4%；P = 0.37）和跳躍高度

（-25.3% ± 14.1% 和 - 32.5% ± 20.4%；P = 0.27）沒有分別。比賽後，有對照組和彈力襪組的血清肌紅蛋白數據（568 ± 347 ng・mL -1 和 573 ± 270 ng・mL；P = 0.97），兩者之間沒有差異，肌酸激酶的濃度亦是（390 ± 166 U・L -1 與 487 ± 227 U・L -1，分別；P = 0.16）。研究結果顯示使用彈力襪並不能提升馬拉松跑表現，亦不能有效減少馬拉松引致的肌肉損傷。其實如果真的有效，所有奧運馬拉松跑手都穿着了！

壓力緊身衣對運動後恢復的效益

壓力緊身衣在運動後恢復的效益，主要是指運動員在訓練或比賽後繼續穿壓力緊身衣。支持論點是壓力有利於移走肌肉代謝物，減少運動導致的腫脹和肌肉酸痛，促進細胞修復和改善運動後關節的活動範圍。這方面的文獻結論比較分歧，Hill 等學者的一項系統文獻回顧，分析了 12 份評估壓力緊身衣對延遲性肌肉酸痛（DOMS）、肌肉力量、肌肉量和肌酸激酶（CK）的有效性進行。研究是運動後 24 、48 及 72 小時這些指標的變化。 12 份研究包括了 205 人（男：136；女：69）平均年齡 22.3（2.3）歲。總匯數據的分析表明，使用壓力緊身衣能有效減少延遲性肌肉酸痛的嚴重度（效應大小 =0.403，95% CI 為 0.236 至 0.569；P <0.001）；肌力（效應大

小 =0.462，95 % CI 為 0.221 至 0.703；P <0.001）；肌肉力量（效應大小 =0.487，95% CI 為 0.267 至 0.707；P <0.001）及肌酸激酶（效應大小 =0.439，95% CI 為 0.171 至 0.706；P <0.001）。這結果表明，壓力緊身衣能有效促進訓練後肌肉恢復。但另一份文獻回顧卻持不同意見，MacRae 等學者分析了 19 份評估壓力緊身衣運動後恢復的效益研究，認為這 19 份研究包括不同類型，有不同的訓練強度和訓練時間，同時使用壓力緊身衣的壓縮程度不同，位置有異，壓力緊身衣運動後恢復的效益因而不盡相同。

　　要值得一提的是在以上兩份研究中，沒有一份是關於長跑後的恢復。在功能恢復方面，Armstrong 等學者從 2012 年起在墨爾本、坎培拉 2013 或 2013 年的黃金海岸馬拉松中招募了 33 名跑手（年齡 =38.5±7.2 歲），並隨機分為壓縮襪組及對照組。在比賽的 2 週前和 2 週後分別做了在跑步機作漸變加跑至筋疲力盡，並記錄耗盡時間，平均和最大心臟率。壓縮襪組則被要求在馬拉松比賽結束後立即穿上襪子 48 小時，結果顯示馬拉松後 2 週功能恢復的情況，跟壓縮組在跑步機上跑至力竭時間作比對上升 2.6%（52±103S）。而對照組卻下降 3.4%（-62±130S），P = 0.009。由此可見壓縮襪子對運動後恢復有較顯著的正面影響。

- Sperlich B, Haegele M, Achtzehn S, et al., "Different types of compression clothing do not increase sub-maximal and maximal endurance performance in well-trained athletes", *J Sport Sci* 2010; 28 (6): 609–14.
- Berry MJ, McMurray RG, "Effects of graduated compression stockings on blood lactate following an exhaustive bout of exercise", *Am J Phys Med* 1987; 66 (3): 121–32.
- Kemmler W, von Stengel S, Köckritz C, et al., "Effect of compression stockings on running performance in men runners", *J Strength Cond Res* 2009; 23 (1): 101–5.
- Ali A, Caine MP, Snow BG, "Graduated compression stockings: physiological and perceptual responses during and after exercise", *J Sport Sci* 2007; 25 (4): 413–9.
- Areces F, Salinero JJ, Abian-Vicen J, González-Millán C, Ruiz-Vicente D, Lara B, Lledó M, Del Coso J, "The use of compression stockings during a marathon competition to reduce exercise-induced muscle damage: are they really useful?", *J Orthop Sports Phys Ther.* 2015 Jun; 45 (6): 462-70.
- Hill J, Howatson G, van Someren K, Leeder J, Pedlar C, "Compression garments and recovery from exercise-induced muscle damage: a meta-analysis", *Br J Sports Med.* 2014 Sep; 48 (18): 1340-6.
- MacRae BA, Cotter JD, Laing RM, "Compression garments and exercise: garment considerations, physiology and performance", *Sports Med.* 2011 Oct 1; 41 (10): 815-43.
- Armstrong SA, Till ES, Maloney SR, Harris GA, "Compression socks and functional recovery following marathon running: a randomized controlled trial", *J Strength Cond Res.* 2015 Feb; 29 (2): 528-33.

6.2　肌內效貼布的效用

　　相信大家都察覺到，肌內效貼布（KinesioTex Tape）在跑手羣中已廣泛應用，但其起源、理論及科學論證上的成效可能都不願深究，總之人有我有，感覺良好就是了。Kinesio Tex Tape 的起源可追溯至 70 年代，當時運動界的包紮方法，一般都是以非彈性的運動膠布（rigid sport tape）去固定關節，保護受傷的韌帶。這種方法對固定關節及減少活動有很好的作用，但對肌內受傷及促進正常的活動效果不大理想。日本籍的 Dr.Kaze 在處理病人肌肉骨骼的問題上，發覺病人關節活動時所產生的疼痛，很多時候都是因為活動軌跡不良所引致。然而，當治療師將手放在病人痛點去引導他去活動時，很多時候，痛楚會減少而活動範圍亦大大增加。Dr.Kaze 當時的想法是如果有一種貼布可以替代其手就最好了。當然坊間沒有這種貼布，所以 Dr.Kaze 自己研發、測試、改良，時至今日就成了我們常見的 Kinesio Tex Tape 了。初期 Kinesio Tape 只應用於臨床的用途，不大受人注意。直至 1988 年漢城奧運會首次有運動員採用，往後幾屆的奧運會，使用的運動員就更多，當中更不乏天皇級的運動員，宣傳效果便更加銳不可擋，大家都爭相一試了。當一個產品盛行時，不免就有很多 A 貨了。或許我們要先了解 Kinesio Tex Tape 的特性及理論基礎。

肌內效貼布的特性

1. 以機體自身修復過程為基礎的技術
2. 彈性和皮膚一致
3. 貼布可持續幾天有效
4. 由 100% 棉和彈性多聚體組成，不含膠乳→皮膚透氣、抗過敏
5. 膠黏劑為 100% 丙烯酸，受熱後具有黏性
6. 貼布具有紙襯底，牽拉力大概是 10%
7. 牽拉張力的多少與貼貼布的方法相關
8. 貼布剪切的形狀較多，如：I、Y、X 形、扇形、網狀、有圓孔的 X 形

肌內效貼布的生理功能

肌肉功能

在運動中承托肌肉，繃帶的彈性特性能夠加強肌纖維和肌腱的功能。

淋巴系統的功能

疏導淋巴液回流不暢或皮下出血，刺激機體加強淋巴液和組織間液循環。

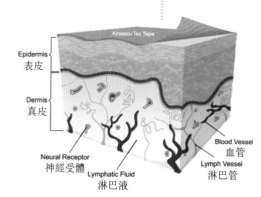

關節功能

糾正關節排列錯位，通過對肌肉 / 筋膜和疼痛的作用改善組織結構的排列。

皮膚功能

內源性鎮痛功能，緩解皮膚和肌肉疼痛以及異常感覺，刺激皮膚。

肌內效貼布的伸展張力

1. 無（沒有張力）
2. 很輕微（0-15%）
3. 輕微或與去紙襯底後相同（15-25%）
4. 中度（50%）
5. 強度（75%）
6. 完全（100%）

肌內效貼布應用技巧

1. 促進淋巴液循環（0-15%）

2. 應用於肌肉（15-50%）
3. 增加空間（25-50%）
4. 糾正力學結構（50-75%）
5. 應用於韌帶／肌腱（50-100%）
6. 功能性應用（50-100%）

應用肌內效貼布的基本原則

1. 固定位置（開端及終端）：無張力
2. 皮膚表面應無油脂，可能需要去除部分毛髮
3. 貼布應在運動前 20-30 分鐘使用（避免熱或流汗）
4. 貼好後，摩擦肌內效貼布使其具有黏性
5. 肌內效貼布可持續使用 3-5 天，貼着也可以淋浴
6. 注意檢查皮膚是否有受刺激徵狀
7. 貼布的張力越大，皮膚刺激的機會越大

肌內效貼布應用的不同作用

1. 促進淋巴液循環：繃帶使表皮被提起→繃帶下膚內壓會減少，可疏導淋巴液進入臨近的淋巴結
2. 肌肉應用：任何情況下，肌肉都處於被牽拉的狀態
3. 增加空間：皮膚被提起使皮下空間增加，間

隔疼痛、炎症和水腫

4. 糾正力學結構：使關節或組織被"鎖住"，固定組織於正常位置

5. 應用於韌帶／肌腱：繃帶的長度應為韌帶的寬度或長度的 3 倍

6. 功能性應用：用本體感覺刺激來輔助或限制某種活動

　　概括而言，肌內效貼布可增加皮膚與肌肉之間的間隙，促進淋巴及血液循環，減少引致疼痛的刺激物質。其貼布張力更可以減輕肌肉緊張及疲勞、支撐軟弱的肌肉組織。如配合正確的部位貼法使用，便可達致減輕疼痛、腫脹、促進康復機能及增進運動表現等效果。使用者應對肌肉結構及解剖學有所認識，幫助提升肌肉力量表現，治療和運動相關的損傷。處理肌肉骨骼疼痛這方面，在最近幾份文獻回顧有頗詳細的論述，結論是現有的資料不足，強調需要對肌內效貼布有更嚴格的科學論證，對其有效性進行深入評估。有興趣的讀者可參閱下列的文獻回顧及研究報告：

- Williams S, Whatman C, Hume PA, Sheerin K, "Kinesio taping in treatment and prevention of sports injuries: a meta-analysis of the evidence for its effectiveness", *Sports Med*. 2012 Feb 1;42 (2): 153-64. doi: 10.2165/11594960-000000000-00000.
- Csapo R, Alegre LM, "Effects of Kinesio taping on skeletal muscle strength - A meta-analysis of current evidence", *J Sci Med Sport* 2015; 18: 450-6.
- Kalron A, Bar-Sela S, "A systematic review of the effectiveness of Kinesio Taping – fact or fashion?", *Eur J Phys Rehabil Med*. 2013; 49: 699-709.
- Kamper SJ, Henschke N, "Kinesio taping for sports injuries", *Br J Sports Med*. 2013; 47: 1128-9.
- ParreiraPdo C, Costa Lda C, Hespanhol LC, Jr., Lopes AD, Costa LO, "Current evidence does not support the use of Kinesio Taping in clinical practice: a systematic review", *J Physio Ther*. 2014; 60: 31-9.
- Lim EC, Tay MG, "Kinesio taping in musculoskeletal pain and disability that lasts for more than 4 weeks: is it time to peel off the tape and throw it out with the sweat? A systematic review with meta-analysis focused on pain and also methods of tape application", *Br J Sports Med*. 2015 Dec; 49 (24): 1558-66.
- Montalvo AM, Cara EL, Myer GD, "Effect of kinesiology taping on pain in individuals with musculoskeletal injuries: systematic review and meta-analysis", *Phys Sports Med*. 2014; 42: 48-57.
- Mostafavifar M, Wertz J, Borchers J, "A systematic review of the effectiveness of kinesio taping for musculoskeletal injury", *PhysSportsmed*. 2012; 40: 33-40.
- Yeung SS, Yeung EW, Sakunkaruna Y, Mingsoongnern

S, Hung WY, Fan YL, Iao HC, "Acute Effects of Kinesio Taping on Knee Extensor Peak Torque and Electromyographic Activity After Exhaustive Isometric Knee Extension in Healthy Young Adults", *Clin J Sport Med*. 2015 May; 25 (3): 284-90

- Yeung SS, Yeung EW, *"Acute Effects of Kinesio Taping on Knee Extensor Peak Torque and Stretch Reflex in Healthy Adults"*, Medicine (*Baltimore*). 2016 Jan; 95 (4): e2615. doi: 10.1097/MD.0000000000002615.

第七章

受傷及
處理方法

7.1　膝部最易受傷

　　跑步受傷是否常見現象？回答以上問題前，我們要先釐清兩個要點。第一，受傷是否因跑步訓練所致？第二，如何界定受傷？假如受傷影響練習進度，練跑者需要停止練習嗎？要看醫生嗎？ 學者 Van Gent 於 2007 年發表的文獻綜合研究八份有關跑步受傷的統計資料[1]，報告指出中長距離賽跑時，選手下肢受傷的機會率介乎 19.4% 至 79.3%。而 2008 年一份業餘馬拉松跑手研究報告則指出，在 725 名受訪的跑手中，54.8% 的人在一年內曾受傷

1　Van Gent RN, Siem D, van Middelkoop M, van Os AG, Bierma-Zeinstra SM, Koes BW. Incidence and determinants of lower extremity running injuries in long distance runners: a systematic review. *British Journal of Sports Medicine 2007*; 41(8): 469-80.

一次或以上 [2]。雖然這些研究對受傷此名詞沒有統一標準界定，但一般都是指勞損性軟組織受傷和"應力性骨折"，或稱"疲勞性骨折"（Fatigue Fracture）。最常見的受傷部位是膝部（受傷率達 7.2~50.0%），其他常見部位分別是小腿（受傷率達 9.0~32.2%）、腳部包括腳趾（受傷率達 5.7~39.3%）及大腿（受傷率達 3.4~38.1%）。

而最常見的受傷症狀包括髖股關節疼痛綜合症（Patellofemoral Pain Syndrome，膝蓋下軟骨痛）、髂脛束摩擦症候羣（Iliotibial Band Friction Syndrome，膝蓋外側痛）、脛骨痛（Shin Splints，小腿脛骨痛）、腳跟腱炎（Achilles Tendon Tendinopathy，小腿下方與腳跟位置疼痛腫脹）、脛後肌腱炎（Posterior Ttibial Tendonitis，足踝內側痛）及足底筋膜炎（Plantar Fasciitis）[3, 4]。本地的情況又怎樣呢？1997 年青馬大橋國際 10 公里跑及馬拉松跑的賽事中，需要物理治療的跑手多數出現的肌肉和骨骼問題，和其他在海外賽事受傷跑手的情況相若。由此可見，跑手普

2   Van Middelkoop M, Kolkman J, Van Ochten J, Bierma-Zeinstra SM, Koes B. Prevalence and incidence of lower extremity injuries in male marathon runners. *Scandinavian Journal of Medicine and Science in Sports 2008*; 18(2):140-4.

3   Heir T, Eide G. Age, body composition, aerobic fitness and health condition as risk factors for musculoskeletal injuries. *Scandinavian Journal of Medicine and Science in Sports 1996*; 6(4):222-7.

4   Vleck VE, Garbutt G. Injury and training characteristics of male elite, development squad, and club triathletes. *British Journal of Sports Medicine 1998*; 19(1):38-42.

遍受傷的症狀無分地域 [5]。

7.2　追溯受傷源頭

　　跑步的傷患很少是突發性的，反倒是慢慢累積而成的。練習後，最初患處可能有不舒服的感覺，慢慢變成痛楚，影響練習，甚至要停止訓練，找專業醫療意見。首先我們要了解痛的定義。日常生活中我們都有痛的經驗，當你的腳掌踏到尖銳的釘子，你即時感到劇痛，會立即縮開腳。另一方面，你或曾聽聞有人可以腳踏刀山或火炭，全不感到痛楚。

　　痛的確是種複雜的感覺，國際疼痛研究學會（IASP）界定痛感為一種不愉快的感覺及情緒經驗，這種感覺因身體組織受傷，或可能會受傷而產生。當我們身體組織受傷害，體內的傷害感受器會受到刺激，傳遞信息到大腦中樞神經，表示危險，需作出適當反應保護自己。這是一種自衛本能，防止受傷部位惡化。我們扭傷足踝後出現紅、腫、痛就是明顯的防衛例子。這種痛楚令患者察覺到身體受傷了，要讓患處休息，防止惡化。

5　Yeung SS, Yeung EW, Wong TW, Provision of Physiotherapy at the Tsing Ma Bridge International Marathon and 10 km in Hong Kong, *British Journal of Sports Medicine* 1998; 32: 336-337.

可是，在長跑訓練學中，有所謂"沒痛楚，沒得益"（no pain, no gain）的概念，意思是訓練過程中必須經過痛楚這個階段，才有進步。此概念令練跑者有錯覺，以為跑步時或跑步後的痛楚是短暫的，只要繼續跑便不會痛。正因開始時沒有理會痛處，後來嚴重了，需找醫生時，便會嚴重影響訓練計劃和日常生活。

首先，我們必須了解受傷患處是否與跑步訓練有關，可參考下表 7.1，進行三項檢查。假如這三方面都沒有幫助，疼痛仍然不止，問題可能比較嚴重，需要看醫生或物理治療師，找出痛因所在，對症下藥。

表 7.1

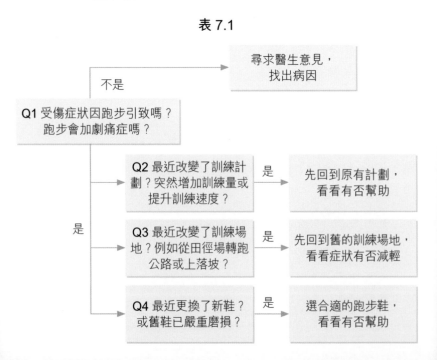

7.3　受傷四大原因及基本處理

　　以往有不少研究文獻述說跑步受傷的眾多原因。學者 Van Gent 等人認為受傷誘因可包括四大類：自我體格、生活質素、個人健康及與訓練有關的外在因素。自我體格代表個別練跑者的年齡、性別、身高、體重、下肢肌肉和骨骼架構的配合等；生活質素包括練跑者有沒有飲酒、吸煙等習慣；個人健康表示練跑者是否曾有舊患，容易引致新傷；而與訓練有關的外在因素，則是上節圖表中所述的訓練計劃、場地、裝備的變化等。這些因素都會影響練跑者的受傷機會。

　　以上的因素有些明顯是可以改變的，有些則不可能。要避免跑步受傷，便應先着手處理可改變的因素。可改變的包括自我體格如體重及下肢肌肉和骨骼架構、生活質素，還有與訓練有關的外在因素等。

　　我們要依照早前講述的 "10＋1" 訓練原則，即每星期提升的跑步里數不多於 10%，循序漸進地增加質或量，同時要注意身體對訓練的反應，避免超出負荷。在外在因素方面，練跑者最好嘗試不同的訓練場地，既可減低訓練的單調感，同時在不同場地訓練，可使用不同的肌肉羣，有效全面發展和練習，亦可避免因只在單一場地訓練，令部分肌肉過度疲勞。盡量避免在過熱或太冷的天氣下練跑。跑步鞋的性能多數在肌肉疲勞時才發揮較大的功效，其他情況則影響不大。

在自我體格方面，可以糾正不協調或不均衡的下肢肌肉羣。訓練前可免除伸展運動，最重要是每次開始訓練時，跑速要慢，稍後才慢慢加速，並留意身體反應。假若當日訓練感覺疲倦，不宜強行增加里數或速度，訓練後必須做放緩及伸展運動。假如發現訓練後有痛症症狀，應先參考表 7.1 的方法處理，找出因由。重複的勞損性傷害會引致急性發炎症狀，我們可以用 PRICE 及 HARM 兩字來概括應該做和不應做的處理方法。

應該：

P = Protection = 保護，即受傷部位要得到適當的保護。

R = Rest = 休息，受傷部位需要適度休息，避免使用該部位肌肉。

I = Ice = 冰敷，受傷部位在最初 72 小時內，每隔 2 至 4 小時冰敷 10 至 15 分鐘。

C = Compression = 壓迫，可用適當的彈性繃帶包裹痛處，加以壓力。

E = Elevation = 提高患處，如果傷患處有腫脹，應抬高患處，幫助血液回流心臟。

避免：

H = Heat = 熱敷，千萬別熱敷患處，會加速惡化。在急性發炎期，熱敷絕對是禁忌。

A = Alcohol = 飲酒，運動員受傷後，或因無法比賽而借酒消愁，但酒精會使受傷部位出血更嚴重及加劇發炎症狀。受傷後，應暫時遠離酒精類飲料。

R = Resisted movement = 做阻力運動，過早做阻力運動及訓練，只會令受傷部位惡化。

M = Massage = 按摩，受傷後太早按摩會令受傷部位惡化，尤其當受傷部位仍有大量出血症狀時，更絕不宜按摩。

　　以下 7.4 至 7.8 節會詳細討論一些常見的受傷部位及症狀，包括：膝前痛症、髂脛束摩擦症候羣、脛骨痛、腳跟腱炎及足底筋膜炎。練跑者可以了解預防及處理方法。

7.4　三種常見膝前痛症

　　膝前痛是跑步時肌肉和骨骼系統最常見的受損病症，也是身體較胖、肌力弱的練跑初學者常見的症狀。患者的膝關節前會疼痛，但誘發的主因卻有三種可能：髕股關節痛症候羣（Patellofemoral Joint Pain Syndrome）、髕腱末端病（Patellar Tendinopathy）和脂肪墊症候羣（Fat Pad Syndrome）。三種病症的成因及處理方法都各不相同，我們要找出膝前痛的真正原因，並對症下藥。

1.　髕股關節痛症候羣
　　　（Patellofemoral Joint Pain Syndrome）

　　髕股關節位於膝蓋前側，在大腿骨與膝蓋骨之間。膝關節活動時，髕骨也會活動，活動時髕骨的位置不正確，負荷過重，便容易引發疼痛，甚至形成髕股關節痛症候羣。而且，軟骨損傷，可能令潤滑關節的滑液受刺激，侵蝕軟骨下骨引起疼痛或令膝部出現水腫情況。若不及早妥善處理，會變成退化性膝關節炎，無法根治。

　　平常髕股關節痛並不明顯，但當進行膝關節負擔重的活動如：跑步、走樓梯時，痛楚便會非常明顯。為甚麼髕股關節會負荷過重？因後背的姿勢、股骨內旋、膝外翻、脛骨扭轉、距下關節旋前和肌肉的柔韌度問題，影響髕骨的位置，造成膝關節跟髕股關節之間相對運動的髕骨軌跡不良。當髕骨軌跡已經在不良狀態時，頻密的訓練會令髕股關節承受過大壓力，髕股症候羣的症狀就會出現。

表 7.2

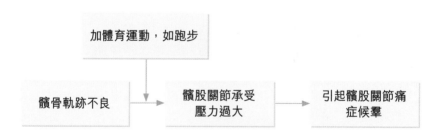

治療方法

A. 消除引發疼痛的因素

使用肌內效貼布（kinesio tape）幫助髕骨移到正確位置，減輕疼痛。肌內效貼布法的概念由 Dr. Kenzo Kase 於 1973 年始創。其部位貼法主要是促進身體自然康復機能，亦同時支撐及穩定肌肉與關節而不會妨礙身體的活動。

以下是兩個可行的方法：

❶ 糾正髕骨外側傾斜

沿中間剪開長條形貼布，約剪 1/3 位置，毋須剪斷。貼緊髕骨外側下方，把髕骨輕輕往內推，拉起分成一半的貼布，膝微曲，斜斜拉貼布，圍繞髕骨貼緊，另一邊重複動作。

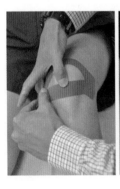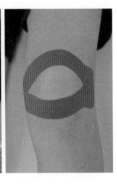

1│2

1 圍繞髕骨貼上貼布

2 完成圖

② 糾正髕骨外側傾斜及旋轉

拉緊長條形貼布，沿髕骨外側貼，輕輕把髕骨往內推，如圖貼緊貼布。

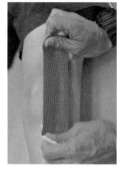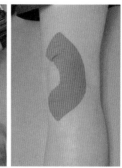

1│2

1 沿髕骨外側包裹貼上
2 完成圖

同時我們也可利用肌內效貼布，加強股內側斜肌的活動能力。圖中所指位置為內側斜肌，剪開 2/3 部分的長條形貼布，沿內側斜肌的位置貼緊，能幫助該肌肉活動，減少疼痛。

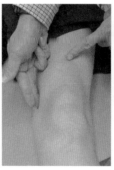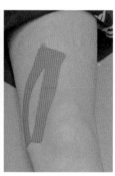

1│2

1 雙手之間的位置為內側斜肌
2 沿內側斜肌貼布的完成圖

B. 改善肌肉控制功能

訓練股內側斜肌，能幫助髕骨保持在正常位置。如果發現有膝前痛，醫生或物理治療師會先檢查患者的股內側斜肌是否偏弱，持續進行股內側斜肌的強化運動，能減輕痛楚。以往有很多文獻討論如何強化股內側斜肌，但都沒有確切說法。針對長跑運動，跑手可做以下幾個加強股內側斜肌的運動。

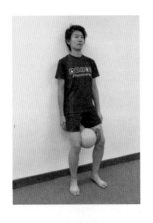

運動 1：夾球

腰垂直，背靠牆，雙腿微曲站穩。當雙眼垂直向下望時，膝蓋會阻擋視線，看不到腳趾。把球夾在大腿與膝蓋附近位置並夾緊，靜止 1 至 2 分鐘，休息，重複 3 次。

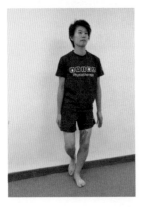

運動 2：單腳站立

腰垂直，不靠牆，提起單腿，輕微向後，以單腿站立。留意調整支撐腳的腳掌內反情況，維持靜止 20 秒，休息，重複 3 次，然後陸續增加時間至 40 秒及 1 分鐘。不同的靜止時間各重複 3 次。

C. 控制炎症緩解疼痛

要緩解疼痛，可以在跑步後冰敷患處 15 分鐘。情況嚴重可能需要找物理治療師幫忙。

2. 髕腱末端病（Patellar Tendinopathy）

出現髕腱末端病的主因是膝蓋下端疼痛，尤其是在雙足跳、單足跳和彈跳用力時，疼痛感會加重。而髕腱末端病最常的疼痛部位是髕骨下部的深層韌帶附着點，而肌腱的遠端和本體並損傷不常見。注意髕腱末端病並不是髕骨腱發炎，因為肌腱損傷的病理變化令肌腱退化，而不是炎症性的"肌腱炎"[6]。肌腱壓痛常位於髕骨下極或腱腹。這可能與肌腱增厚有關。

引起髕骨末端症的因素可分為內源和外源因素：外源因素主要是訓練情況（如時間、強度、次數等）及訓練場地地面質素所致。在肌肉疲勞狀態下訓練，選擇合適的跑步鞋會有幫助。內源因素則包括練跑者的肌腱耐力、彈性和延展性、肌力和下肢的整體排列位置、屈髖肌短及外展肌弱等問題。

治療方法

髕骨末端症是一種勞損慢性病，病情發展緩慢。因此其治療和康復過程也需要相當長的時間，才能使症狀完全消失。以下將介紹髕骨末端症的治療原則。

6　Khan KM, Bonar F, Desmond PM, et al. Patellar tendinosis (jumper's knee): findings at histopathologic examination, US and MR imaging. *Radiology* 1996; 200: 821-7.

A. 減輕負荷

減輕髕韌帶的負荷非常重要，但不需要完全停止跑步。反而應盡量避免引發此症的外源因素，例如減少訓練量、改善訓練場地和穿着適當的跑步鞋來達到目的。

B. 調整雙腿着地姿勢

調整跑步姿勢是糾正生物力學的一部分，能提高下肢髕韌帶、髖部及踝關節的緩衝能力。踝關節和小腿三頭肌能緩衝地面對膝關節的反作用力[7]。因此，小腿三頭肌能運作正常，並改善雙腿着地姿勢，有助減輕髕韌帶的負荷。例如，前足着地比全足着地產生的反作用力較小；着地時，髖關節和膝關節屈曲角度較大，可減少 25% 的反作用力[8]。另外，膕繩肌緊張可導致髕腱末端病[9]。臀肌、股四頭肌和小腿三頭肌弱，容易肌肉疲勞，令髕韌帶負荷增加。

7　Richards DP, Ajeman SV, Wiley JP, Zernicke RF. Knee joint dynamics predict patellar tendinitis in elite volleyball players. *Am J Sports Med* 1996; 24(5): 676-83.

8　Cook JK, Khan KM, Kiss ZS, Griffiths L. Patellar tendinopathy in junior basketball players: a controlled clinical and ultrasonographic study of 268 patellar tendons in players aged 14-18 years. *Scand J Med Sci Sports* 2000; 10(4): 216-20

9　Cook JL, Khan KM, Kiss ZS, Purdam C, Griffiths L. Prospective imaging study of asymptomatic patellar tendinopathy in elite junior basketball players. *J Ultrasound Med* 2000; 19:473-52.

C. 離心收縮訓練

　　漸進性髕韌帶的離心收縮訓練，有效幫助髕腱末端病患者康復。離心收縮是指肌肉在對抗外來阻力如自身重量，而產生力量過程中，肌肉的長度被拉長。從事離心收縮訓練前，我們應先進行熱身運動，訓練後再做牽拉練習。若有需要，可於訓練後，冰敷局部疼痛部位。表 7.3 為離心收縮訓練的漸進流程圖。

表 7.3

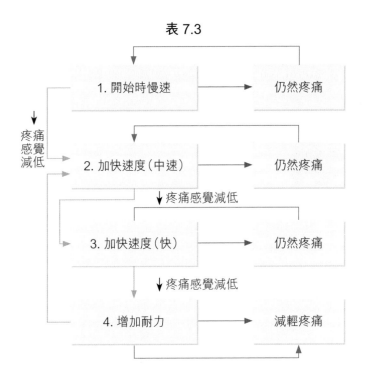

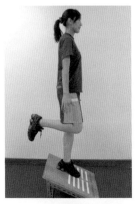

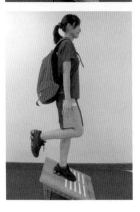

$\dfrac{1}{2}$

訓練方法如下：

　　此方法能強化四頭肌肌腱。站在如圖 1 的斜台上，開始時動作要慢，身體重心與膝關節成直線，慢慢單腳屈膝，至膝蓋與腳成水平線，控制重心，停留 10 秒。換腳重複以上動作，並漸漸加快速度。每 20 次為 1 組，重複 5 組。

　　圖 2 為進階練習。在肩上負重，例如揹上背包，並重複上述動作。開始時動作要慢，控制屈膝動作及平衡身體重心，漸漸加速。

D. 控制炎症和疼痛

　　利用物理治療控制炎症和疼痛是常用方法，例如超聲治療、鐳射療法、電刺激療法及冰敷等。髕腱末端病的最新病理學研究發現，肌腱有新血管增新，也許是引發疼痛的原因。有研究建議在患處注射血管硬化劑，80% 的測試者都能恢復受傷前的競技水平。

E. 髕腱加壓帶

髕腱加壓帶的作用是將着地時髕骨腱承受的張力，分散到加壓帶上。從文獻顯示，此方法對初學練跑者的幫助較大，卻是治標不治本的方法 [10]。

3. 脂肪墊症候羣（Fat Pad Syndrome）

髕下脂肪墊（Infrapatellar Fat Pad）於膝蓋下方，是膝關節前的三個脂肪墊之一，其餘是股四頭肌和股骨前脂肪墊。髕下脂肪墊位於髕骨下極，髕骨支持帶和髕韌帶的前方。脂肪墊症候羣指髕下脂肪墊在髕骨和股骨髁之間，受到撞擊而產生的一系列症狀，包括急劇疼痛。發病原因可能是直接受創或過度伸展膝關節，令脂肪墊與髕骨下極的直接摩擦而發炎。

臨床經驗所得，患者多數會髕骨後方和下方疼痛，膝關節活動時疼痛會加劇，局部有壓痛。膝關節前和髕韌帶深處會有壓痛和水腫情況，不過，普遍不會影響膝關節屈曲活動。

急性治療方法包括使用抗炎藥物、敷冰和讓患處休息。傷患早期應避免任何需要使用股四頭肌的運動。後期則可以進行超聲、鐳射、磁療等物理治

10　Yeung SS, Yeung EW, Gillespie LD. Interventions for preventing lower limb soft-tissue running injuries. Cochrane Database of Systematic Reviews, 2011; Issue 7. Art. No.: CD001256. DOI: 10.1002/14651858.CD001256.pub2.

療，及進行關節活動度訓練和股四頭肌訓練。訓練時，應避免膝關節過度伸展，可用肌內效貼布，限制脂肪墊受壓。牽拉股四頭肌、闊筋膜張肌和膝關節外側支援結構也具一定療效。

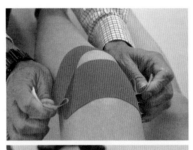

　　左圖方法能幫助脂肪墊減壓。先移正髕骨，把貼布貼在膝蓋上方，微微屈膝，在膝蓋下的脂肪墊位置，輕輕向上拉並貼上貼布。

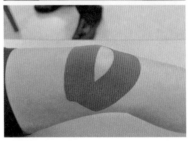

$\dfrac{1}{2}$

1 以貼布包圍脂肪墊
2 完成圖

7.5　改善髂脛束摩擦症候羣：強化股外側肌

　　髂脛束摩擦症候羣（Iliotibial Band Friction Syndrome）是長跑者經常遇到的問題，髂脛束（Iliotibial Band）是一條從髖關節到膝蓋、很厚的纖維性韌帶。此病症源於髂脛束長時間與膝蓋骨摩擦，引致髂脛束筋膜發炎。跑步時，髂脛束在股骨及膝蓋間前後移動，過程中越過邊脛骨（Gerdys Tubercle）的突起處，當髂脛束縮短或受張力壓迫時，膝關節重複彎曲和伸直，摩擦髂脛束引起發炎。有文獻認為這些症狀不是髂脛束發炎，是滑囊炎症。不過，無論如何患者表徵都是膝蓋外側疼痛，尤其在下坡跑時，膝關節彎曲和伸直時，會有摩擦聲響。內源成因包括髂脛束過緊，雙腿長度不平衡、腳內反、盤骨過分卜斜及股外側肌過弱等[11]。除鎮痛外，我們可以糾正內源成因，以下為三組有效伸展過緊髂脛束，強化股外側肌的運動。

交叉腳站立，腰垂直，往右傾斜，右手放背後，左手往右上伸展。此動作有效伸展股外側肌，維持約 20 秒，轉換另一邊重複動作。

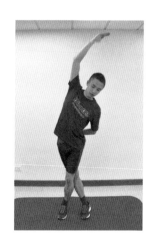

11　Frederiscon M, Wolf C. lliotibial band syndrome in runners: innovations in treatment. *Sports Med*. 2005;35(5):451-9.

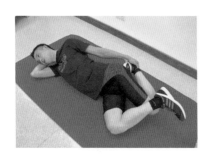

側躺地上，頭枕在右臂上，左腿向後屈，以左手提左腿貼近臀部；右腿屈曲放置在左腿上。

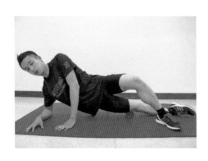

側躺地上，雙手放前支撐身體，上半身離地；右腿下放一圓柱體物件，並垂直放置；左腿微曲向前放，左腳腳掌貼地。將右腿在柱體物件上滾動，令過緊的髂脛束拉開。

7.6 分清脛骨痛與脛骨應力性骨折

脛骨痛（Shin Splints）泛指脛骨內側的痛症，但這痛症跟脛骨應力性骨折（Tibial Stress Fracture）及運動引起的慢性腔室症候羣（Exertional Chronic Compartment Syndrome）並不相同。它們的痛點相近，但嚴重程度有異，處理手法也不相同。

脛骨痛因骨膜發炎等病理變化，造成脛骨內側壓力症候羣。慢性腔室症候羣是由於小腿肌肉活動頻密如跑步、健步行等，使血液排出腔室的速度比流入慢，導致腔室內壓力逐漸增加，壓迫當中的肌肉、血管及神經。脛骨應力性骨折是勞損性骨折，主要因為跑步時地面反作用之衝擊力未能有效吸收，例如訓練量或強度突然增加致肌肉疲勞，或經常在堅硬的場地練習等。表 7.4 列明三種症狀的疼痛組織、痛楚位置，與訓練的關係及留意事項。

表 7.4　三種痛症的分別

症狀	疼痛的組織	痛點	與訓練的關係	留意事項
脛骨痛	骨頭外的骨膜或肌腱附着處	脛骨前內側緣棱線，大約從 2~3 公分到約小腿一半的長度	開始跑步時會痛，但疼痛逐步會減少	運動結束後會感到疼痛，第二天清晨可能是最痛的時候
脛骨應力性骨折	骨頭	脛骨上有局部壓痛點，振動會引起疼痛	跑步會加重疼痛感，嚴重時連休息、走路都會痛	晚上睡覺時會痛醒
運動引起的慢性腔室症候羣	小腿肌肉	脛骨內緣或小腿肌肉，肌肉緊繃	越跑越痛，休息時會逐漸減輕疼痛感	嚴重者的神經受擠壓，會產生刺痛、麻感、肌肉無力，壓痛卻不明顯

讓患處休息是這三種症狀的最佳辦法，但休息的程度和時間各有不同。脛骨痛及運動引起的慢性腔室症候羣可能只需休息幾天，症狀就會改善，只要適節調校訓練量和強度，還可以進行練習。但是，脛骨應力性骨折卻必須休息至少 4~8 週，避免進行會造成疼痛的活動，如果連走路都會痛，最好還是找醫生，尋求專業意見。脛骨應力性骨折一般都要用拐杖或戴上充氣式護具（pneumatic brace），避免受傷的脛骨負重，幫助康復。使用肌內效貼布方面對脛骨痛最有幫助，對脛骨應力性骨折卻作用不大。使用方法如下：

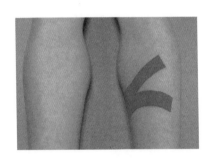

沿中間剪開長條形貼布，約剪 1/3 位置，毋須剪斷。在疼痛位置，從下而上推高，如 Y 型貼緊貼布。

要避免或預防症狀復發，必須了解並避免誘病的因素。首先可控制訓練質量及場地安排，內在則可提高小腿肌肉的持久力，並兼顧肌肉的柔軟度，這樣能有效對抗因運動引起的慢性腔室症候羣。當然，跑步後的小腿伸展運動是決不可少的紓緩方法。

7.7 改善腳跟腱炎：梯級輔助練習

專業長跑手經常出現腳跟腱炎（Achilles Tendon Tendinopathy），因為他們的跑步訓練計劃多數都是講求速度耐力的變速跑，要求腳前掌着地，這對腳跟腱造成嚴重負荷。尤其當訓練里數過多，強度過強時，情況更壞。我們每跑出一步，腳跟腱便要負荷 4000N 的力，跟腱的血液循環能力較差，恢復能力亦比肌肉慢，隨年齡增長，膠原質變異，跟腱能承受的壓力亦相對減少，增加受傷機會。

腳跟腱炎是一種慢性病，病情發展緩慢，治療和康復過程也需時較長。治療的原則與髖腱末端病一樣，最重要是要進行離心收縮訓練，訓練前應進行熱身運動，然後逐步過渡到離心運動訓練，最後以牽拉練習作結。有需要可於訓練後冰敷患處。

腳跟腱離心收縮訓練

以下的訓練幫助強化腳跟腱。

學者 Stanish 等在 1986 年的文獻中表示，患者需進行每星期 5 天，每 20 次 1 組，重複 3 組的腳跟腱離心訓練方為有效 [12]。訓練的漸進程度以小痛或不痛為原則。另一位學者 Alfredson 更進取，他建

---

12 Stanish WD. Rubinovich RM. Curwin S. Eccentric exercise in chronic tendinitis. Clin Orthop 1986. 208: 65-68.

議患者進行每星期 7 天，每天 2 次，每 15 次 1 組，重複 2 組的腳跟腱訓練，並強調需負量練習。訓練的漸進程度以中度痛楚為原則 [13]。

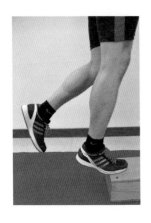

強化腳跟腱可找梯級輔助練習。開始時雙腿站在級上，以好腿輔助，漸漸向後提起好腿，動作要慢，受傷的腿仍站在級上，腳踭漸漸離開級邊，身體慢慢向下壓，卻要保持垂直及平衡。然後沒受傷的腳都回到級上，支撐身體。進階訓練可在肩膊負重，例如揹背包，重複上述動作，動作要慢，慢慢調節，控制動作。

7.8　改善足底筋膜炎：用腳抓毛巾

足底筋膜由多層纖維筋膜構成，位置在腳底跟骨的前方呈放射狀向前延伸，成一扇形而附於趾骨上。其作用是維持腳弓，跑步着地時能吸收產生的反作用力。足底筋膜炎（Plantar Fasciitis）的外源成因包括轉變場地，如進行太多下坡跑，突然增加跑

13　Alfredson H, Pietilä T, Jonsson P, Lorentzon R. Heavy-load eccentric calf muscle training for the treatment of chronic Achilles tendinosis. *Am J Sports Med*. 1998 May-Jun;26(3):360-6.

步里數及跑步鞋過度磨蝕等。這些原因都會增加
足底筋膜的壓力，同時腳部的特異結構亦會增加拉
力，例如腳形屬扁平足或高弓足，足跟肌腱過短等。

　　足底筋膜炎初發時，可能只是足底筋膜不適或
輕度疼痛，但若不糾正誘病的外源及內源因素，堅
持練習，疼痛會慢慢加劇。最典型的表徵是患者在
早上起牀時，雙腿踏地會出現劇痛，不過痛楚會在
30 至 45 分鐘後漸漸紓緩。

　　我們可以集中回復肌肉的柔軟度及強度，方法
如下：

❶　伸展足底筋膜

　　坐在地上，雙腿微曲，腳板
平貼於地，用手將腳趾朝上扳
動，10 秒後休息。接着將腳板
朝上，用手將腳趾朝上扳動，
停留 10 秒。此兩項動作交替重
複 10 次。

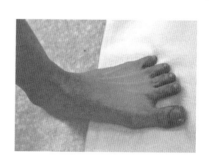

❷　伸展足跟肌腱

　　參考第 4 章的第 12 招伸展腓腸肌及比目魚肌
運動 (P72)，此方法也能有效伸展足跟肌腱。

❸ 腳部小肌肉強化運動

坐在地上，雙腿微曲，腳下放一條毛巾，腳板平貼於地，練習以腳趾抓起毛巾。

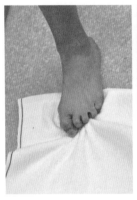 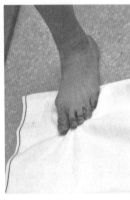

1 │ 2

1 錯誤方法

2 正確方法

第八章

飲食均衡助鍛鍊

8.1　長跑能量消耗大

　　長跑運動體力消耗大，長期練跑者與普通人的飲食習慣有分別，他們以得到足夠能量為飲食營養的首要目標，最理想是達到能量平衡。能量平衡指能量攝取量（由固體及流質的食物、飲料和補充劑得來的能量總和）需要等同能量消耗量（包括進行基礎新陳代謝、食物產熱作用及任何活動所消耗的能量總和）。活躍程度一般的人士每天日常活動的消耗量，約每公斤體重 37 至 41 千卡路里，而所需攝取的能量，約是休息狀態時能量消耗量的 1.5 至 1.7 倍，即每公斤體重 55.5 至 69.7 千卡路里。

　　長跑者的能量消耗跟普通人不相同，除了日常生活外，還包括運動時的能量消耗，所以需要額外補給。假如一位體重 60 公斤的長跑者，以 6 分鐘 1

公里的步速在平坦的跑道上完成 10 公里跑。他所需的能量大約是每分鐘每公斤 0.167 千卡路里，運動的總能量消耗便是 601.2 千卡路里。加上日常活動所需的消耗量（60 公斤 x 每公斤體重 37 至 41 千卡路里），每天所需能量大約是 2821~3061 千卡路里。

　　每位長跑者的體能質素、訓練強度及飲食習慣都各不相同，但他們都追求健康均衡的飲食。人體所需的能量，主要來自食物中的營養素：碳水化合物（醣類）、脂肪及蛋白質。另外，我們亦需補充適量的微量營養素如維他命和礦物質，還要有充足水分。均衡飲食泛指食物種類要保持多樣化（攝取不同食物的天然色素，那些色素如彩虹般艷麗自然），亦需跟隨三低一高的飲食原則—— 低鹽、低糖、低脂和高纖維。

8.2　按運動量攝取碳水化合物

　　營養充足不單有助運動表現，更可促進訓練後恢復體能。跑步時燃燒熱量的多寡，取決於運動的強度和運動時間的長短。增加跑速普遍會燃燒醣類，如碳水化合物等。留意，在不同的運動強度下，燃燒脂肪的量度都相近，沒太大分別，並不如坊間認為低速跑便主要燃燒脂肪。所以當增加運動強度時，脂肪的能量供應是比碳水化合物低的。

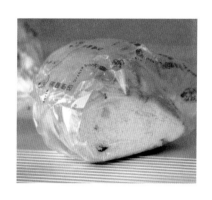

　　練跑者攝取碳水化合物時，最好根據運動量而定，假如運動量屬輕至中度，應按照個人體重，每天以每公斤體重進食 5 至 7 克碳水化合物為標準。假如運動量屬強度，每天應以每公斤體重進食 7 至 10 克的碳水化合物為標準 [1,2]。假若你的體重有 60 公斤而從事中度的運動量，一天所需的碳水化合物是 300～420 克。一碗約 300 克的飯或米粉、兩片半麵包或兩碗半麥皮，能分別提供約 50 克碳水化合物。以此為標準，可以計算每天需要進食的分量。

　　另外，不應限制練跑者進食脂肪類食物，因脂肪是細胞膜的主要組成部分，同時有助脂溶性維他命 A、D 和 E 的吸收。脂肪的攝取量應是總能量的 20～35% [3]。美國及加拿大飲食指引建議，各種脂肪

1　International Association of Athletics Federations. Nutrition for Athletics: A practical Guide to eating and drinking for health and performance in track and field. 2007; Available from *http://www.iaaf.org/mm/Document/imported/42817.pdf*.

2　Rodriguez NR, Di Marco NM, Langley S. American College of Sports Medicine position stand. Nutrition and athletic performance. *Med Sci Sports Exerc. 2009*; 41(3):709-31.

3　Institute of Medicine. Dietary Reference Intakes for Energy, Carbohydrate, Fiber, Fat, Fatty Acids, Cholesterol, Protein, and Amino Acids. Washington (DC): *The National Academies Press*; 2005.

攝取比例應是飽和脂肪、多元不飽和脂肪及單元不飽和脂肪各佔 10% [4,5]。假如脂肪攝取量少於所需能量的 15%，可能會有負面影響。雖然不建議限制進食脂肪類食物，但也要注意高脂肪飲食習慣都會影響健康。有研究認為運動員脂肪的攝取量應超過總能量的 70% 對運動表現有正面效果 [6,7]，但仔細評估並不支持這一論據。

8.3 蛋白質修補肌肉纖維

蛋白質是構成人體組織的主要成分，而長期跑者的新陳代謝率比一般人快，攝取較多蛋白質，有助他們修補運動對肌肉纖維的傷害。以每公斤體重計算，一般成年人的蛋白質攝取量約每天 0.8 克，而運動員則建議他們攝取 1.2~1.7 克。另外，建議練跑者在訓練後才補充蛋白質。雖然有些進行力量訓練的練跑者會攝取每公斤體重 2~3 克的蛋白質，

4　United States Department of Health and Human Services and United States Department of Agriculture. Dietary Guidelines for Americans. Washington (DC): US Government Printing Office; 2005.

5　Eating Well With Canada's Food Guide Web site [Internet]. Ontario (Canada): Health Canada; Available from: *http://www.hc-sc.gc.ca/fn-an/food-guide-aliment/index-eng.php*.

6　Muoio DM, Leddy JJ, Horvath PJ, Awad AB, Pendergast DR. Effect of dietary fat on metabolic adjustments to maximal V.O2 and endurance in runners. *Med Sci Sports Exerc*. 1994; 26: 81-8.

7　Lambert EV, Speechly DP, Dennis SC, Noakes TD. Enhanced endurance in trained cyclists during moderate intensity exercise following 2 weeks adaptation to a high fat diet. *Eur J Appl Physiol Occup Physiol*. 1994; 69: 287-93.

但沒有證據顯示，這樣有助提升運動表現。除非偏
食，否則均衡的飲食習慣一般都已能攝取足夠的蛋
白質，無必要再進食蛋白質補充劑。下表 8.1 是各
種含 10 克蛋白質的食物分量。

表 8.1

早餐
2 隻雞蛋 / 300 毫升牛奶 / 400 毫升豆奶 / 200 克乳酪 / 4 小塊麵包 / 90 克早餐穀類食物
午餐/晚餐
35～50 克肉、魚或雞 / 120 克豆腐 / 3 小碗飯 / 150 克豆類食物

　　一名體重 60 公斤的運動員，他每天所需的蛋
白質是 72~102 克。如果他的早餐有 2 隻雞蛋、2
小塊麵包及 300 毫升牛奶，蛋白質攝取量已經有 25
克。他的午餐及晚餐各吃 75~100 克肉類、1.5 小碗
飯及 75 克豆類食物，便已經攝取 60 克蛋白質，即
共吃下 85 克蛋白質，此分量已足夠一天的攝取量
了。

8.4　適量攝取維他命及礦物質

維他命及礦物質能製造能量及血紅蛋白，幫助運動後合成和修補肌肉組織，保持骨骼健康，確保免疫功能運作正常及保護身體組織免被氧化損傷。練跑者應多吸收鈣質、維他命 D、維他命 B 羣、抗氧化物如維他命 C 及 E、乙型胡蘿蔔素及硒質，還有礦物質如鐵質、鋅質和鎂質 [8, 9, 10]。

維他命 D：

協助鈣質吸收，調節血清中鈣和磷的水平及提高骨質健康。維他命 D 亦有助調節神經系統及骨骼肌肉的發展和平衡。奶類飲品多含維他命 D 及鈣質。

維他命 B 羣：

維他命 B 羣中的硫胺、核黃素、煙酸、維他命 B6、泛酸及生物素能在運動中製造能量。當中的葉酸及維他命 B12 則製造紅血球和蛋白質，並維持、修補中央神經系統及其他組織。運動員所需的維他命 B 羣比一般人多 1~2 倍，但這分量一般都在運動

8   Lukaski HC. Vitamin and mineral status: effects on physical performance. *Nutrition*. 2004; 20: 632-44.

9   Woolf K, Manore MM. B-vitamins and exercise: does exercise alter requirements? *Int J Sport Nutr Exerc Metab*. 2006; 16: 453-84.

10   Powers SK, DeRuisseau KC, Quindry J, Hamilton KL. Dietary antioxidants and exercise. *J Sports Sci*. 2004; 22:81-94.

員的較高能量飲食中攝取得到。肉類及奶類多含維他命 B 羣。

抗氧化物：維他命 C 及 E，乙型胡蘿蔔素及硒質

保護細胞膜免被氧化傷害。有研究指出長期訓練的運動員比不做運動的人有更完善的內在抗氧化系統 [11]。至於恆常運動的人是否需要更多抗氧化營養素，科研界仍在討論。蔬菜和生果類含最多抗氧化物。

礦物質：鈣、鐵、鋅及鎂質

鈣質幫助骨骼組織生長，並有維持及修補的功能，另外還能保持良好的血鈣水平，助血液正常凝固，調節肌肉收縮及神經傳送等。長跑運動員需要良好的帶氧量，鐵質有助形成帶氧氣的蛋白質、血紅蛋白及肌紅蛋白。他們大約比普通人需要多 70% 的鐵質。鋅質對肌肉的增長及修補有顯著作用，同時能提供能量及維持免疫功能。如果運動員長期較少攝取動物性蛋白質、高纖食物及蔬果，可能會令鋅的攝取量不足。鎂質主要幫助細胞的代謝工作及調節細胞膜平衡、神經肌肉系統控制、心血管、免疫力及荷爾蒙功能。

---

11 Watson TA, MacDonald-Wicks LK, Garg ML. Oxidative stress and antioxidants in athletes undertaking regular exercise training. *Int J Sport Nutr Exerc Metab.* 2005;15:131-46.

　　要留意的是，除非跑手節食或偏食，這些維他命及礦物質在日常飲食中已能吸收，毋須額外攝取補充劑。一般穀類食物都含適量的礦物質。

電解質：鈉質、氯及鉀質

　　鈉質、氯及鉀質都是重要的電解質。練跑運動員在酷熱天氣下訓練，汗液流失量大，需要補充電解質。尤其當訓練超過 2 小時，補充飲料應含有鈉質（每公升 0.5~0.7 克）和鉀質（每公升 0.8~2.0 克），補充身體所需 [12]。豆類食物含豐富的鉀質。

8.5　儲醣原提升能量

　　馬拉松是肌肉長期發力的運動，跑手需要儲存足夠的碳水化合物，供跑步時燃燒。體內儲存的碳水化合物稱為醣原，很多跑手都認為在比賽前，進食大量含碳水化合物的食物，增加體內醣原的儲存量，能提升長跑表現。此行為稱作醣原負荷法（carbohydrate loading）。正常情況下，我們身體大約能儲存 375~400 克的醣原，主要儲存於肌肉及肝臟內，普遍只可提供約一個半小時的能量。因此，

12　Sawka MN, Burke LM, Eichner ER, Maughan RJ, Montain SJ, Stachenfeld NS. American College of Sports Medicine position stand. Exercise and fluid replacement. *Med Sci Sports Exerc*. 2007;39:377-90.

如果能增加體內的醣原儲備，理論上能提升表現。
普遍會使用以下三種醣原負荷法 [13]：

I.　一星期醣原負荷法

　　A.　比賽前一星期，進行一天的徹底消耗性訓
　　　　練（90 分鐘以上的快跑，速度相當於比賽
　　　　的速度）。

　　B.　完成消耗性訓練後的三至四天，進行輕量
　　　　訓練，進食含低分量碳水化合物的食物（約
　　　　日常分量的 10%）。

　　C.　緊接的三至四天，進行輕量訓練，進食含
　　　　高分量碳水化合物的食物（約日常分量的
　　　　90%）。

II.　三天醣原負荷法

　　A.　比賽前一星期，進行一次 90 分鐘以上的長
　　　　跑，但並不是徹底的消耗性訓練（速度慢於
　　　　比賽的速度）。

　　B.　緊接的三天，減少訓練量及保持正常進食
　　　　習慣，即以日常分量，吸收 55~60% 的碳水
　　　　化合物）。

13　Sedlock DA. The latest on carbohydrate loading: a practical approach. *Curr Sports Med Rep*. 2008; 7(4):209-13.

C. 比賽前三天，進行輕量訓練，進食含碳水化合物食物，並把食量加至 70%。

III. 一天醣原負荷法

A. 比賽前一星期，除了比賽前一天外，進食日常所需分量並進行輕量訓練。

B. 比賽前一天，進行非常短距離及高強度練習，即連續進行數分鐘的短距離快跑，盡量多進食含高碳水化合物的食物。

對初次跑馬拉松的選手，一天醣原負荷法最可取。不過，當醣原儲存量增加，身體同時會多儲存一些水分，每儲存 1 克醣原，便同時儲起 3~5 毫升水分，即如果肌肉儲存了 325 克醣原，便會多存 975~1625 毫升的水分，做成負重。

"加碳"這玩意，我想若你問十個跑手，九個都話會做，如果加碳可以增加我們體內的醣原儲備，理論上就能夠促進耐力項目的表現。哈哈，這情況會不會像我自動增值的八達通？每天只可增值一次，二百大元，洗大了要馬上充值。那麼加碳可以視為預知要"洗大"，而先將八達通充值的行為，至於怎樣充值，上文已說明。其實我最想說是加碳能避免撞牆情況出現，更正確的說法是，撞牆是否因醣原耗盡而引致？加碳後是否可以長跑長有，就像銀行一樣，要幾多有幾多？

跑步時的能量消耗是 1 kcal/kg/km，即每公里每 1 公斤體重需要 1 加路里能量，這可公平了，就是說你跑多快多慢去完成你的全馬，能量消耗就是 42Kcal x 體重，假若你重 70 公斤，那總能量消耗是 2,940 kcal. 我們又知道 1 克的醣原能提供大約 4.2kcal 能量，也就是說我們用盡了身體的 375~400 克的醣原也只能提供 1,575~1,680 kcal，真的會撞牆，加碳有理了！粗略估計可能要加 1,260kcal (2,940~1,680 kcal)，即 300 克醣原，但加碳是有代價的，每一克醣原要依附着大約 3 克的水分，亦即是說加碳後你下肢肌肉更少帶 1,200 克！吃完不知會不會舉步為艱了。

但同樣地我們了解碳水化合物（包括醣原）及脂肪是我們日常能量的來源，尤其當我們做中等運動量的時候，或未到乳酸臨界點的時候，脂肪會是主要能量的來源。如此看來，如果我們配速做得好，避免乳酸臨界點太早出現，脂肪的燃燒可助我們儲備醣原作急時之需，加上沿途適時飲用運動飲料補充，是否來得更有效及實際？

8.6　補充水分，避免脫水

維持體液平衡，避免脫水，能令練跑者保持在訓練時的較佳表現。否則，嚴重者可引致熱衰竭，感到頭痛、暈眩、噁心，甚至中暑等。在酷熱天氣下，如果身體流失水分超過體重的 2%，便會影響有氧運動的效果，甚至可損害人的精神和認知能力。不過，如果過度補充水分，而飲料中沒有適量鈉質，會令血漿內的鈉過少，低於 125 微摩爾 / 公升，造成運動性低血鈉症（Exercise-Associated Hyponatremia）。此病不容忽視，因血鈉濃度太低，會增加出現腦水腫及肺水腫的風險。低血鈉症的症狀包括：頭痛、嘔吐、混亂和失去知覺（由腦水腫引發）、呼吸時出現氣喘聲（由肺水腫引發）等。嚴重患者會昏迷、呼吸停頓，甚至死亡。所以在運動前後量度體重的差異，可以此為標準，了解約需要補充多少水分。

美國運動醫學會對訓練前後需補充多少水分，有以下建議：

訓練前喝水：控制水分平衡

最好在訓練前的 4 小時開始逐步按體重補充水分或飲用運動飲料，約 5~7 毫升 / 公斤，確保開始運動時體內水分平衡。我們可從尿液顏色得知體內水分平衡情況。如果尿液顏色較深，便應在運動前的兩小時，繼續再按體重逐少補充水分，約 3~5 毫升 / 公斤，需要排尿時便排尿。飲用含鈉的運動飲料，在食物中加少量食鹽，有助產生口渴的感覺，令人多喝水，並能儲存飲用了的水，不會全部排出流失。

訓練時喝水：補充碳水化合物

訓練時補充水分能防止脫水，以免水分流失量超過體重的 2%，並保持體內電解質平衡。假如長跑訓練的時間少於一小時，並不一定要在訓練時補充水分。超過一小時的話，可每小時飲用 0.4~0.8 公升的水或飲料。挑選運動飲料時，要留意其成分，除了要含有電解質，如鈉、鉀、氯化物等外，最好含有約 5~8% 的碳水化合物。市面一般的運動飲料約含 6~8% 的碳水化合物。以儲存醣原，保持運動的強度及補充能量。不過，飲料中的碳水化合物成分不應超過 8%，否則容易積存在胃部，妨礙水分吸收。

訓練後喝水：含鈉減排尿

　　訓練前後量度體重，可幫助我們了解訓練時的汗液流失率。汗液流失率是訓練前體重減去訓練後體重，再加上訓練期間補充飲料的分量。要迅速恢復體內水分和維持電解質平衡，可留意訓練前後輕了多少公斤決定。理論上，體重每減輕一公斤，代表流失了一公升汗液，可飲用約 1.5 公升包含電解質的飲料作補充。不過，切忌一次喝得太多。訓練後，按時間進食正常分量的飯餐或小吃，當中含適量的鈉（即鹽），再加上補充足夠的清水或運動飲料便可。食物及飲料中最好含鈉，因為運動後的恢復階段，缺鈉會加速排尿，會令體內的水分失衡，相反能增加令人口渴的感覺，並保留飲用的水，不會完全流失。

第三部分

比賽實戰篇

賽前輕鬆
調整身心

9.1　賽前一星期：減低訓練量

　　要預備參加馬拉松比賽，保守估計要六個月或以上的訓練，就算是半馬拉松跑或 10 公里跑，也要三至四個月的準備時間。要在比賽那天發揮最好狀態，比賽前一星期的準備至為重要，否則可能會功虧一簣。在此關鍵的賽前一星期我們在訓練、生理及心理等方面都應及早作準備。

　　訓練學上的賽前減量（Tapering），即將身體狀況提升至最高競技狀態。專業跑手要做到此狀態，一般都在比賽前兩至三週開始，慢慢將訓練量減低，方法包括將里數（訓練量）、速度（訓練強度）或訓練頻率（每週訓練次數）減低。哪種方法最有效，各種體育文獻都有不同結論。Bosquet 等學者歸納並分析了不同專業運動員的賽前減量研究，結

論是比賽前兩週開始，續漸將訓練量減至 41~60%
最有效，至於減低強度及訓練頻率，則對提升比賽
水準並沒有顯著效果 [1]。

　　不管你參加全馬、半馬或 10 公里比賽，最長
的一課長跑訓練應最遲在比賽前兩至三週進行。賽
前一星期的訓練，應以輕鬆快跑為主，運動量應不
多於平時的 1/3，讓身心逐漸進入比賽狀態。長跑
比賽參加者的心理素質非常重要，尤其挑戰全程馬
拉松的人，意志薄弱便很難克服 42.195 公里的漫
漫長路。對第一次參加者來說，信心的培養是不可
少的環節。假若你參加全馬，可以在兩至三週前進
行模擬試跑，以接近比賽的速度，跑約 32 至 34 公
里（為 3/4 至 4/5 全馬的距離），讓肌肉及心肺功能
適應及了解兩至三週後比賽時的狀況，增強比賽信
心。信心的培養還包括對當天比賽環境、賽道的掌
握。

　　渣打馬拉松 10 公里和半馬比賽的第一組起跑
時間相同，皆為早上 5 時 30 分，而全馬則在早上 6
時 45 分舉行。香港人多數習慣晚睡，要在比賽前
一晚的星期六早睡，相信很困難。參加者要調節生
理質素，最有效的方法是在比賽前一週，慢慢將生
理時鐘調校至比賽當天的狀況。試想想你比賽當天

1　Bosquet L, Montpetit J, Arvisais D, Mujika I. Effects of tapering on performance: a meta-analysis. *Med Sci Sports Exerc.* 2007; 39(8):1358-65.

是早上 5 時 30 分，那麼早上 4 時 30 分左右便要到達維多利亞公園集合，可能 3 時多便要起床！

9.2　賽前一日：忌換新鞋及裝備

賽前一天你會做甚麼？放假、休息、按摩？其實最重要是保持輕鬆心態，和平常一樣。經過幾個月的訓練，參加者應該對自己的身體質素已心中有數。有經驗的跑手一般會做模擬想像跑，想像在比賽過程中，每個階段可能出現的問題及處理方法。跑鞋、跑襪、跑衫應該都曾經試穿了，切忌在比賽當天才穿着新跑鞋及使用新裝備。檢查跑鞋內墊，是否藏有沙粒、碎石，計時晶片應先扣好在鞋帶上，只要把鞋帶穿過晶片的正方形洞口，並收緊鞋帶便可。最好穿上跑鞋試跑，看看晶片是否穩固而不妨礙足踝活動。在比賽號碼布上應寫上個人緊急聯絡電話，假如有個人健康問題如糖尿病、藥物敏感等，也可一併寫上，方便緊急情況時，醫護人員能儘快協助你。比賽號碼布應先貼在跑步衫上，免得比賽當天才張羅。

留意比賽當天的公共交通安排，了解封路及改道措施。如果你乘坐港鐵到起點附近，最好預留一、二班列車的候車時間，當天早上有好幾萬人一同出發，港鐵內異常擠迫是在所難免的。駕車人士也要留意封路及改道情況。

　　比賽前夕可能會有少許緊張，但千萬別突然改變飲食習慣，腸胃可能適應不了而腹瀉，影響出賽表現。建議跟隨平日餐單食用，晚膳以高碳水化合物為主，睡前再次檢查第二天所需裝備。

9.3　比賽當日：吃低血糖指數早餐

　　比賽當天早上，應先進食輕量早餐，以低血糖指數膳食為主，例如豆類、乳類製品、高纖食物及果酸較高的水果等。此舉能維持血糖水平平衡，不會過度激發胰島素分泌。另外，挑選的食物最好是平日經常食用的，減少過敏或腹瀉的機會，例如橙汁、香蕉或果醬麵包等。

　　出發前，留意天氣報告，檢查所需裝備，比賽號碼布及計時晶片已扣在跑衫及鞋帶上嗎？已帶備隨身飲用的水、運動飲料、能量補充包嗎？另外，建議先在身體容易受摩擦的部位，如腳趾塗上凡士林作保護，減少出水泡的機會。

　　參賽者若需要行李寄存，要留意限定時間，10公里參賽者必須在比賽前 45 分鐘辦妥，參加半馬拉松及全程馬拉松的選手，則可以在比賽前 10 分鐘辦妥。行李寄存的地方人山人海，最好提早到達。10 公里賽事需從維園走到東區走廊的起點，最少要 10 多分鐘，建議參賽者輕裝上路，直接到起點，不用寄存行李，更為便當。參賽者要特別留意，未能在大會指定時間到達起點，工作人員會拒絕讓跑手起步。起跑時，記緊踏過起跑區的地毯，啟動計時晶片，否則同樣無效。

9.4　應付天氣轉變

香港渣打馬拉松多數在 2 月份舉行。翻查過去 15 年香港渣打馬拉松比賽日的天氣紀錄，2 月普遍較清涼，2004 年最寒冷，最低溫度是 8.3 度，最高則是 10.3 度，還下起雨來。最熱一年是 2010 年，最低溫度是 22 度，最高則是 25 度。可想而知，同是 2 月份，溫差卻可高達 10 多度。參賽者應該作多項準備應付不同天氣情況。

除了溫度外，其他氣象條件如濕度、風速及太陽輻射等都會影響我們的耐熱程度及散熱能力。在濕度高的炎熱天氣下，我們會感到特別難受，因為濕度高令汗水難以蒸發，流失的熱量會減低，很難散熱。同時，低風速亦會減少我們流失熱量的能力，容易因未能散熱而出現熱傷害。我們可用濕球黑球溫度（Wet Bulb Globe Temperature）這種綜合溫度指數作指標，掌握耐熱及散熱情況。

2 月時，香港天氣一般都能在國際田徑聯合會

（IAAF）訂定的低風險情況下舉行 [2]。國際田徑聯合會的道路賽事及醫療手冊中指出，當濕球黑球溫度低於 18 度時，熱傷害的機會較低；但當濕球黑球溫度是 18 至 23 度時，個別容易出現熱傷害或熱中暑的人需考慮退出比賽，或者在比賽過程中，多加留意身體反應。參賽者必需留意比賽當日的氣候，作出相應準備。好像 2010 年的渣打馬拉松賽事，天文台預測氣溫為 22 至 25 度，相對濕度達 80 至 95%，此高溫和高濕度，肯定影響參賽者發揮。

　　如果比賽當天的天氣像 2010 年一樣，參賽者應考慮自己的訓練質量及身體狀況，量力而為。如果長跑練習里數不足，信心不足，當坐上看觀賞比賽較佳，更可以保護自己。患了感冒更不應出賽。比賽開始時，放慢速度跑，若預算以 6 分鐘 / 公里完成馬拉松的，最好還是將步速調校至比預算中慢 10%，即以 6 分 36 秒 / 公里步速比賽，保留體力，留待中後段應付突發事件。比賽途中除要適量補充水分、醣原及電解質外，也可以有效替身體降溫，例如在比賽水站中用海棉濕身，並帶備小毛巾抹去身上的汗或水分，幫助散熱。如果比賽當天像 2004 年那樣寒冷，保暖及準備補充能量的方法便最重要。

2　International Association of Athletics Federations. Competition Medical Handbook For Track and Field and Road Racing: A practical Guide 3rd edition 2006.

9.5　調整配速加強耐力

要完成第一次馬拉松，除訓練充足外，臨場的發揮部署是成功關鍵。首先是體力要分配得適，避免比賽後段因體力透支過度而未能跑畢全程。翻查 2010 年的參賽數據，成功起步及能完成 10 公里跑、半馬及全馬的參賽者百分比分別為 99.4%、99.2% 及 73.1%。由此可見，絕大部分的 10 公里及半馬參賽者都能完成賽事。

未能完成全程馬拉松，可能因為訓練不足，例如：

1）參賽者的肌肉耐力，根本不足支撐完成整場賽事；

2）高估自己的實力，開始時跑速太快，以致後繼乏力，未能在指定時間內完成賽事；

3）比賽途中出現持續性肌肉抽搐，不能繼續比賽；

4）意志力不足，未能克服跑步時出現的 "撞牆" 現象；

5）醣原補充不足，電解質流失令身體虛脫；

6）身體出現急性受傷如出水泡、關節跟腱疼痛等。

要解決第一及第二點的問題，除事前要有足夠訓練外，比賽時沿途部署及配速也十分重要。配速指預計每公里跑步的速度，訓練計劃時應好好掌握配速的重要。實際比賽時的配速，分均速（即前半程與後半程的時間，跑速一樣）、前快後慢（前半程時間比後半程時間快 1 至 3 分鐘）及前慢後快（前半程時間比後半程時間慢 1 至 3 分鐘）三種。2011 年 9 月，在柏林馬拉松中創造了 2 小時 3 分 38 秒世界最快長跑成績的肯亞跑手馬卡烏（Patrick Makau）使用的策略就是前快後慢的配速方法，他的前半程時間是 1 小時 1 分 44 秒，比後半程快 1 分 54 秒。

　　業餘或第一次參加馬拉松的參賽者經驗不足，開始時的首 3 至 5 公里，最好以訓練時的配速再慢約 5% 的速度跑，如果你預計配速是 6 分鐘 / 公里，即約 4 小時 13 分完成全馬賽時，配速應是 6 分 18 秒左右。此速度有助燃燒體內脂肪，保留碳水化合物到後段使用。3 至 5 公里後，若感覺良好可慢慢加回至預定的配速。重點是前十幾公里一定要以輕鬆的步速來跑，掌握節奏及控制情緒，不要被別的參賽者影響自己的節奏。下一章我們會討論配速與渣打馬拉松跑道的配合技巧。

　　如果比賽途中出現肌肉抽搐，主因可能是電解質不足及肌肉疲勞。首先可補充水分或運動飲品，肌肉抽搐時保持鎮定，減慢跑速，尋求醫療援助，一般情況肌肉抽搐都可以控制下來。

"撞牆"反應指當跑到大約 30 公里或以上時，身體會突然跑不下去，有即時想停下來的感覺。這種現象顯示身體儲存的醣原不能應付所需的運動量，要轉用脂肪作主能量來源。但脂肪較難產生能量，需時較長，並需要醣原去激發，所以跑手會突然感到乏力，不能跑下去。這時候如果隨身有能量補充包便可立即使用，同時應放慢跑速，用意志力支撐下去，很多時候再跑過一段路後，狀況會慢慢好轉。

至於身體出現急性受傷如出水泡、關節跟腱疼痛等問題時，應如何處理？我們可以在賽前預防出水泡，只要在身體容易受摩擦的部位，先塗上凡士林等潤滑劑保護該處，便可減少出水泡。如果不幸在比賽途中發現出水泡或關節跟腱疼痛，應及早找賽道上的醫療人員幫忙，不要等到不能再跑才找人幫忙，那時便可能太遲，不能繼續比賽。

比賽期間需補充水分及能量，當賽事進行了一小時後，約在 10 公里以外，就要保持水分及能量，可飲用運動飲品補充碳水化合物，大約是每公斤體重每小時飲用 0.5 至 1 克碳水化合物。而補充水分則視乎當日天氣，一般每 15 分鐘便應飲用 150 至 200 毫升的水。下一章會討論補充水分及能量與賽道水站的配合。

9.6 賽後放緩不可少

不管你參加 10 公里跑、半馬拉松或全程馬拉松，到達終點那一刻，接受全場歡呼的確振奮人心。但參賽者衝線後，切忌即時停下來，應繼續步行數分鐘，避免血液集中在下肢而暈倒。比賽完畢後，首要任務是補充水分及恢復肝醣及肌醣的水平。高血糖指數膳食有助激發胰島素效應，促進肌醣和肝醣吸收，同時亦謹記要做放緩及拉筋活動。若有需要，可以在維園終點處接受物理治療。比賽後的四小時，應以少食多餐為主，大約是每公斤體重每小時進食 1 克碳水化合物的食物。

未能跑畢全程或成績未如理想的朋友不用灰心，最重要是享受預備賽事及跑步參賽的過程，可檢視成績不理想的原因，為下一次的馬拉松作更好的準備！

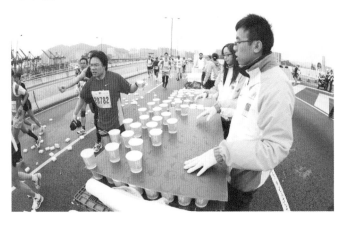

香港馬拉松
全攻略

10.1 世界的馬拉松

在眾多奧運項目中，馬拉松是最有歷史意義的，傳說它沿自希臘時代、公元前 490 年，在馬拉松戰役中，希臘聯軍打敗波斯軍隊，希臘士兵費迪皮迪茲（Pheidippides）負傷長跑到希臘宣報喜訊，最後虛脫死亡。

馬拉松項目在 1896 年的首屆現代奧運會已經出現，最初只有少數參賽選手，後來直到 1972 年美籍長跑選手 Frank Shorter 在奧運會中勝出，馬拉松才廣受美國人認識。為甚麼全程馬拉松是 42.195 公里？原來開始幾屆的奧運馬拉松比賽是沒有劃一標準的距離，大約是 40 公里，主要是視乎起點與終點的距離。直至 1908 年倫敦奧運會的馬拉松賽道。該賽道由溫莎城堡為起點，白城運動場為終點，為確保當時的皇室成員能在皇室包廂觀看到運動員衝線，距離剛好是 42.195 公里。直至 1924 年的巴黎奧運會確認 42.195 公里為馬拉松的正式長跑距離。

　　1976 年，當時的紐約馬拉松由郊區轉到市區舉辦，立即吸引眾多參賽者參加。該馬拉松賽道在市區的主要區域進行，引來大量觀眾，越來越多人開始留意馬拉松，並有很多品牌及產品支持此項目，提供大量贊助。1980 年及 1981 年柏林和倫敦也分別舉辦了馬拉松。馬拉松熱更傳到世界各地的大城市，它們都舉辦自己的馬拉松，除推廣運動，也帶來大量遊客。據 Association of Road Racing statistician 統計 [1]，單單 2011 年全球便有 2986 場馬拉松賽事，共有 1509429 參賽者參加。2011 年，紐約馬拉松是最多參賽者完成的賽事，共有 46759 位之多。

1　Association of Road Racing Statisticians. available at http://www.arrs.net/MaraList. htm last updated 6 Nov 2011.

10.2　香港的馬拉松

香港的第一次馬拉松在 1969 年 12 月舉行，目的是為了慶祝元朗運動場正式啟用。當時的參加者寥寥可數，直到七十年代後期，香港長跑會（Hong Kong Distance Runners Club, HKDRC）每年舉辦一屆馬拉松，才漸漸多人認識此運動。當時的賽道主要圍繞石崗及石崗軍營，1983 年開始，賽道改在沙田進行。 1981 年起，香港元老田徑會（Athletic

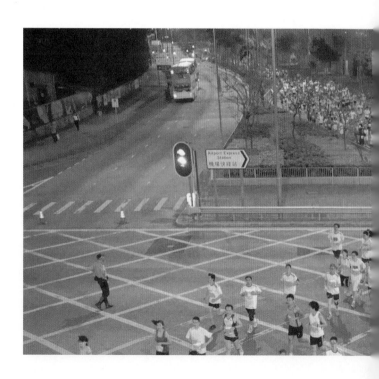

Veterans of Hong Kong, AVOHK）亦每年舉辦中國沿岸馬拉松，以西貢的萬宜水庫為賽道，難度極高。直到 1997 年，香港渣打馬拉松出現，引來一番新景象，賽道主要在市區，吸引了很多目光和注意。當時 1076 名參賽者為慶祝香港回歸祖國，在中國邊界跑步。從此，參加人數不斷增加，至 2011 年已高達六萬多人。當中有 8229 位參加全程馬拉松。香港渣打馬拉松舉辦超過 10 多年，我們可以檢視香港本地長跑者的質素及馬拉松此運動的受歡迎程度。

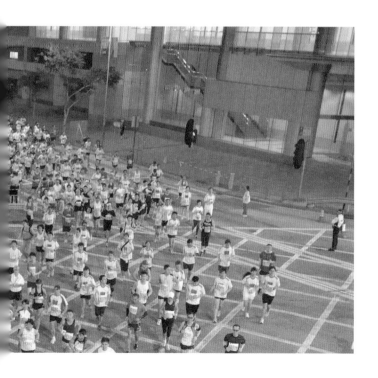

10.3　提升香港運動員質素

　　早在馬拉松盛行之前，香港長跑運動員在亞洲地區已有很強的競爭力。例如，1984 年，哥頓遊子（Yuko Gordon）及伍麗珠便代表香港參加洛杉磯奧運會。她們的個人最好成績分別是 2 小時 38 分及 2 小時 42 分，這個成績在八十年代的亞洲地區是高水平的了。哥頓遊子更是唯一一位亞洲區香港代表，參與世界盃田徑錦標賽。哥頓遊子的佳績直到陳敏儀的出現才稍稍貼近。陳敏儀曾代表香港參加 2000 年悉尼奧運，並於 2004 年鹽湖城馬拉松中，做出 2 小時 35 分 49 秒的香港紀錄。不過，陳敏儀一直在美國訓練及比賽。

　　在整個八十年代，香港的長跑運動員都非常優秀，而女跑手的成績則較男跑手佳。在八十年代，香港有四位本地長跑好手可於 2 小時 30 內完成馬拉松，包括：吳輝揚（2 小時 24 分鐘 51 秒）、植浩星（2 小時 25 分鐘 57 秒）、李嘉綸（2 小時 27 分鐘 3 秒）及鍾仁貴（2 小時 29 分鐘 7 秒）。另外，還有一大羣能在 2 小時 35 分內完成馬拉松的選手，不過，我們發現九十年代中的運動員表現有下降趨勢（P136~137 的表 8.1 及 8.2 為 1987-2011 年度馬拉松男女選手的前三名排名），這跟世界各地長跑好手不斷進步的情況有別，同時更與近年不斷增加人數參加馬拉松的景象背道而馳。導致如此局面的可能性很多。

　　八十年代，參與長跑比賽的運動員中，很多來自外國，他們是到香港工作的跑手或駐港英軍，例如：Adrain Trowell、Ted Tuner、Paul Spowage、Keith Crawly、Tim Souter、Steve Wright、Jean Fasnacht 和 John Arnold 等，他們在香港訓練和參加比賽，水平往往比本地跑手高，當時香港最佳的馬拉松紀錄保持者是英國軍官 Ted Turner。1983 年，他在香港長跑會舉辦的馬拉松賽事中，做出了 2 小時 17 分鐘 27 秒的個人佳績。這時間比當時最快的本地跑手，快超過 10 分鐘。這些外國選手更能激發本地跑手的爭勝心，更加刻苦訓練，知道成功需苦幹，每次比賽都要拼盡所能。反觀現今的運動員，好像缺少了以往以外來跑手馬首是瞻的動力，少了拼勁，鬥心也弱了。

表 10.1

1987 年至 2011 年首三位香港馬拉松男跑手的長跑紀錄

年份	首位最佳時間	姓名	第二位	姓名	第三位	姓名
2011	02:34:32	賴學恩	02:38:48	溫耀昌	02:41:38	黎可基
2010	02:28:38	賴學恩	02:35:35	黎可基	02:35:40	溫耀昌
2009	02:28:12	STEFANO PASSARELLO	02:32:06	賴學恩	02:32:39	NAYLOR ANDY
2008	02:29:17	賴學恩	02:34:32	WILLIAM MARK	02:36:42	劉廣文
2007	02:33:13	賴學恩	02:38:26	VENEZIANI ROBERTO	02:38:41	劉廣文
2006	02:33:06	ANDREW NAYLOR	02:33:27	賴學恩	02:35:44	吳金帶
2005	02:33:57	MARK WILLIAM	02:37:24	ANDREW NAYLOR	02:37:26	賴學恩
2004	02:31:02	MARK WILLIAM	02:35:42	賴學恩	02:39:49	鍾仁貴
2003	02:36:45	伍學明	02:36:50	朱偉添	02:37:01	胡其佳
2002	02:31:54	KJELD DISSING	02:36:45	MICHAEL CAPPER	02:37:22	巫偉成
2001	02:33:40	巫偉成	02:34:55	植浩星	02:36:40	何海濤
2000	02:34:21	KJELD DISSING	02:37:23	何海濤	02:39:33	巫偉成
1999	02:36:34	植浩星	02:38:15	巫偉成	02:39:04	李嘉綸
1998	02:33:55	鍾仁貴	02:34:42	植浩星	02:34:59	李嘉綸
1997	02:34:20	李嘉綸	02:34:41	植浩星	02:42:12	何金福
1996	02:27:26	ROBERETO DE VIDO	02:34:43	李嘉綸	02:36:08	馮宏德
1995	02:31:50	ROBERETO DE VIDO	02:35:32	李嘉綸	02:38:21	馮志文
1994	02:25:04	吳輝揚	02:27:25	李嘉綸	02:28:22	林永喜
1993	02:29:19	李嘉綸	02:33:43	吳輝揚	02:34:19	張文豪
1992	02:24:51	吳輝揚	02:25:57	植浩星	02:31:35	張文豪
1991	02:27:12	植浩星	02:29:26	吳輝揚	02:29:49	李嘉綸
1990	02:26:53	吳輝揚	02:27:03	李嘉綸	02:33:28	黃志深
1989	02:27:17	李嘉綸	02:27:25	吳輝揚	02:29:07	鍾仁貴
1988	02:30:24	李嘉綸	02:30:30	TIM SOUTAR	02:31:37	植浩星
1987	02:27:36	TIM SOUTAR	02:28:39	植浩星	02:28:42	STEVE WRIGHT

表 10.2

1987 年至 2011 年首三位香港馬拉松女跑手的長跑紀錄

年份	首位最佳時間	姓名	第二位	姓名	第三位	姓名
2011	02:56:23	范瑞萍	03:01:01	黃小萍	03:10:14	吳秀華
2010	02:53:01	黃小萍	02:53:51	周子雁	02:54:46	江鳳仙
2009	02:54:41	范瑞萍	02:55:01	梁婉芬	02:57:05	李雪非
2008	02:49:08	范瑞萍	02:54:27	黃小萍	02:56:57	梁婉芬
2007	02:55:18	黃小萍	03:03:18	范瑞萍	03:14:02	黎嘉慧
2006	02:57:19	范瑞萍	02:58:35	黎嘉慧	03:00:34	梁婉芬
2005	02:57:01	黎嘉慧	03:06:53	黎玉琦	03:07:22	黃小萍
2004	02:35:49	陳敏儀	02:48:43	CHRISTINE DOUBLE	02:55:07	黎嘉慧
2003	02:47:40	CHRISTINE DOUBLE	02:55:10	黎嘉慧	02:58:31	CASTKA GILLIAN
2002	02:37:52	陳敏儀	02:50:30	黎嘉慧	03:08:10	伍麗珠
2001	02:51:48	CHRISTINE DOUBLE	02:53:43	黎嘉慧	02:58:59	伍麗珠
2000	02:53:47	CHRISTINE DOUBLE	03:00:22	伍麗珠	03:00:23	黎嘉慧
1999	02:55:46	伍麗珠	02:59:10	CASTKA GILLIAN	03:05:17	黎嘉慧
1998	02:54:05	伍麗珠	02:57:23	羅曼兒	03:06:04	ALTEGELD HEIDI
1997	02:49:30	羅曼兒	02:54:56	伍麗珠	03:41:08	SO SUK FUN
1996	02:49:01	羅曼兒				
1995	02:55:25	哥頓遊子	02:56:07	伍麗珠	03:15:42	CHO YEE WAH
1994	-	-	-	-	-	-
1993	-	-	-	-	-	-
1992	-	-	-	-	-	-
1991	02:51:24	GILLIAN CASTKA	02:52:54	羅曼兒	02:59:00	黃鳳芬
1990	02:50:09	羅曼兒	02:51:02	伍麗珠	02:58:47	黃鳳芬
1989	02:45:36	伍麗珠	03:06:05	RITA WONG	03:07:11	LAU SHUK YI
1988	02:51:37	哥頓遊子	03:02:00	VERONICA THRESH	03:12:28	高鳳玲
1987	02:38:32	哥頓遊子	02:52:41	黃鳳芬	02:56:03	ALISON ROBINSON

第二個原因或者與香港天氣變化，影響運動員訓練質素有關。普遍認知是，當溫度上升，跑步的表現便會變差。學者 Montain 等曾表示，當溫度提高 5 至 10 度，馬拉松的表現會急速遞減 [2]。溫暖潮濕的天氣，不但影響運動員的比賽表現，更重要是，影響他們比賽前的訓練。傳統的馬拉松訓練包括里數、長跑、速度及賽前減量訓練。長跑里數是訓練的基本，一般準備馬拉松賽事約需六至九個月，假設渣打馬拉松每年都在二月舉行，而其他國際賽事也在相近的時間舉行，香港運動員便要在最熱的六月至九月進行訓練，實在非常辛苦。過往十年，香港的氣溫不斷提高，要令香港長跑運動員重回八十年代的黃金歲月，除了是多參加國際比賽外，關鍵還在怎樣提供一個適合馬拉松訓練的環境，解決方案可能是挑選具潛質的跑手，在溫度較低的地區訓練。

2   Montain SJ. Matthew RE. Cheuvront SN. Marathon performance in thermally stressing conditions. *Sports Medicine*. 2007; 37:320-323.

10.4　認清比賽賽道

　　香港渣打馬拉松的賽道對很多跑手可説是又愛又恨，愛的自然是難得有機會可以在平時只限車輛通過的賽道跑：東區走廊、青馬大橋、昂船洲大橋、西區海底隧道任你奔馳，同時又可在銅鑼灣接受羣眾打氣，在維園衝線。恨的自然是整條賽道（半馬拉松及全馬拉松）的上落斜比較多，難以創造好成績。賽會從 2016 年開始，半馬及全馬賽道由尖沙咀彌敦道起步，沿彌敦道直跑至亞皆老街左轉入櫻桃街。這段彌敦道路段是戰前九龍聖安德烈教堂舉辦的長跑及戰後中國健身會所舉辦的元旦國際長跑的主要路段。

10 公里賽道

　　10 公里賽道由東區走廊近城市花園處起步，往東行跑，一直至港島民生書院折回，向維園方向跑經維園道，在油站位置逆線上銅鑼灣天橋，再出告士打道北行，經過告士打道南行線，回到維園終點。

半馬拉松賽道

　　尖沙咀彌敦道（近美麗華酒店）→甘肅街以南的彌敦道→甘肅街以北的彌敦道（北行）→亞皆老街→櫻桃街（西行）→連翔道（南行）→ 3 號幹線 -

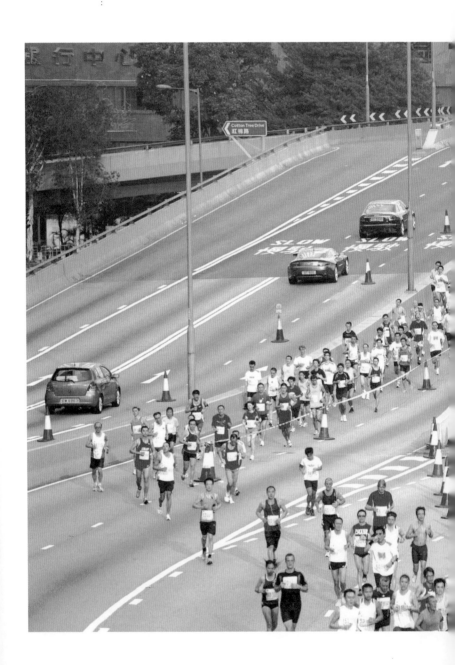

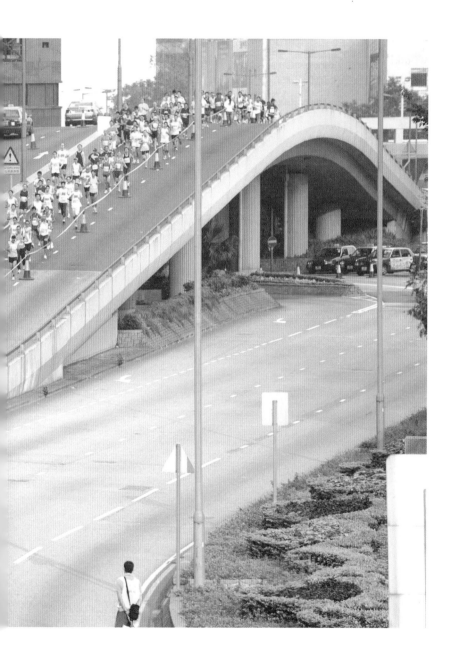

出口 3→青葵公路（南行）→折回點（近 3 號幹線 - 出口 4A）→青葵公路（南行）→西九龍公路（南行）→西區海底隧道（南行管道）→干諾道天橋（東行）→民寶街→民耀街（南行）→龍和道（東行）→分域碼頭街（東行）→會議道（東行）→鴻興道→馬師道天橋→駱克道（東行）→波斯富街→軒尼詩道（東行）→怡和街（東行）→糖街→銅鑼灣維多利亞公園

全馬拉松賽道

尖沙咀彌敦道（近美麗華酒店）→甘肅街以南的彌敦道→甘肅街以北的彌敦道（北行）→亞皆老街→櫻桃街（西行）→連翔道（南行）→西九龍公路（南行）→昂船灣高架道（九龍方向）→昂船洲大橋（九龍方向）→青衣東高架道（九龍方向）→南灣隧道（九龍方向）→青衣西高架道（九龍方向）→青馬大橋（九龍方向）→汀九橋（南行）→長青隧道（九龍方向）→青葵公路（南行）→西九龍公路（南行）→西區海底隧道（南行管道）→干諾道天橋（東行）→民寶街→民耀街（南行）→龍和道（東行）→分域碼頭街（東行）→會議道（東行）→鴻興道→馬師道天橋→駱克道（東行）→波斯富街→軒尼詩道（東行）→怡和街（東行）→糖街→銅鑼灣維多利亞公園

10.5　賽道特色與體力分配

　　第九章我們討論了配速的重要，現從賽道的特色去看看怎樣配合，把體力分配得更好。

10 公里難度點：銅鑼灣天橋

　　首先我們説説 10 公里，10 公里的賽道主要在東區走廊進行，唯一較斜的位置是終點前要上銅鑼灣天橋。但是 10 公里跑的时限是 2 小時，除非有意外，否則以每小時 5 公里的步速也能健走到終點。當你去到東區走廊的折回點時，你已經跑了大約四公里，當你回到 10 公里的起步點時，已跑完了 8.2 公里，餘下就只有 1.8 公里了。

半馬拉松難度點：出西隧上斜道

　　半馬拉松及全馬拉松的時限分別是 3 小時及 6 小時，如果我們採用前快後慢的配速來跑，以前半程跟後半程相差 2 至 3 分鐘的策略，最少要在 1 小時 27 分及 2 小時 57 分內完成前半程。半馬拉松及全馬拉松賽道的困難之處在於上斜坡的路段。綜觀半馬拉松，上斜坡的路段包括三處：西九龍公路出在奧運站附近，到國際貨櫃碼頭附近的折回處（約跑了 7 公里）、從西隧的最底處出至西隧，上斜道然後沿干諾道西天橋（約跑了 16 公里）、馬師道天橋（約跑了 19.6 公里）。

整天賽道最辛苦的，應是從西隧最底處至出西隧，出西隧後，上斜然後沿干諾道西天橋走。從國際貨櫃碼頭附近的折回處一直到西隧最底處都是微微下坡或平路，跑手較容易應付，但從西隧的最底處至出西隧，出西隧後，上斜道，然後到沿干諾道西天橋約兩公里都是上斜路段。西隧出口上斜道那一段，參賽者務必要留力應付。馬師道天橋屬急斜但距離較短，況且已經走了多於 19 公里，咬緊牙關，用意志去克服這心理關卡吧！

全馬拉松難度點：三隧三橋

全馬拉松難度當然比半馬拉松更高，在渣馬這條魔鬼賽道上，最好利用幾個 check points（檢查點）看看自己的配速有沒有做好，這分別是昂船洲高架橋入口、南灣道入口、出南灣道、長青隧道入口、西隧入口、出西隧。

大家可以預先在這幾個 check points 寫上自己到達的時間，再看看自己能否在期望的時間內到達這幾個點以作調整，記緊：

從起點到昂船洲高架橋口大約是 6.3 公里，這段應該是最開心最興奮的時候，但切記不要被其他跑手拉快了速度。由昂船洲大橋道入口到南灣隧道入口是 5.4 公里，昂船洲大橋是第一個攻關點，上

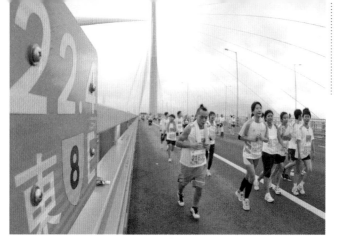

昂船洲大橋時儘量輕鬆小步貼近前面跑手跑，尤其是逆風的時候，記着保持步履輕鬆，以呼吸帶動步頻，呼之勿速！南灣隧道長 1.27 公里，出南灣隧道已經跑了 13 公里了。接着就是青馬大橋及汀九橋漫遊，好好享受青馬大橋及汀九橋的景致，到長青隧道入口時已經跑了 23.5 公里，不知不覺，跑多過一半啦！

　　長青隧道長 1.63 公里，出了隧道已經跑完 25.1 公里，接着慢慢落斜，一直到西隧入口是差不多 9 公里的路程，這段路比較沉悶，自己又開始有疲累感，儘量保持輕鬆，留力應付漫長的西隧。整段西隧長差不多兩公里，要在短短的一公里多內，從水平線下 30 公尺攀登到水平線上 20 公尺，要加油捱過去！出西隧口已經完成 36 公里，餘下 6 公里，終點已經在望，無論如何都要捱下去。

　　參賽者要特別留意，為確保賽事比賽當天能在預定時間完成，稍後全部恢復正常交通，大會於指定地點設有時間限制，參看表 10.3，參賽者如未能於下列指定時限內，完成指定賽程則不能繼續比賽，大會會安排巴士接載那些參賽者前往終點。

表 10.3　全馬拉松時間限制

距離（公里）	地點	時限
15.2	第一折返點，剛過青馬橋	2 小時 15 分
20.1	第三折返點，汀九橋	2 小時 55 分
33.3	西九龍公路（佐敦道天橋對出）	4 小時 50 分
36.9	干諾道西天橋	5 小時 20 分
40.7	馬師道（灣仔運動場旁）	5 小時 50 分

10.6　水站分佈及補充水量

　　第九章我們也討論了比賽期間補充水分及能量的安排。這章節我們從實踐賽道看看，提供水及補充劑的水站位置分佈。維持體液平衡能確保我們順利完成賽事，減少受傷。相反，脫水不但會影響跑步表現，嚴重者可引致熱衰竭、中暑，甚至危害生命。參賽者也要注意過量攝取水分，而當中沒有加入適當鈉質，會造成脫水或運動性低血鈉症。所以參賽者要視乎當日的天氣、自己的配速及體重，來適量補充水分。美國運動醫學學會（ACSM）就體

表 10.4

在涼快（約攝氏 18 度）及溫熱（約攝氏 28 度）的環境下，跑速由 15 至 8.5 公里 / 小時，預計汗液的流失率（公升 / 小時）。

體重（公斤）	氣溫	四種配速			
		15 公里 / 小時（2 小時 48 分完成全馬拉松）	12.5 公里 / 小時（3 小時 22 分完成全馬拉松）	10 公里 / 小時（4 小時 13 分完成全馬拉松）	8.5 公里 / 小時（5 小時完成全馬拉松）
50	涼快	0.86	0.69	0.53	0.43
	溫熱	0.96	0.79	0.62	0.52
70	涼快	1.25	1.02	0.79	0.65
	溫熱	1.36	1.12	0.89	0.75
90	涼快	1.64	1.34	1.04	0.86
	溫熱	1.76	1.46	1.15	0.97

重、溫度及配速，表示了汗液流失率的情況 [3]（見表 10.4）。

---

3 Sawka MN, Burke LM, Eichner ER, Maughan RJ, Montain SJ, Stachenfeld NS. American College of Sports Medicine position stand. Exercise and fluid replacement. *Med Sci Sports Exerc*. 2007; 39: 377-90.

從表 10.4 我們可以看到汗液流失率的幅度可高達 0.43~1.76 公升 / 小時，代表我們應該補充適量水分，以防止脱水。天氣越熱，跑速越高，體重越重，便應補充更多水分；相反，個子較小，體重較輕，速度較慢的參賽者，可以相對飲少些水。如果你的體重是 70 公斤，配速是 8.5 公里 / 小時，而當天的天氣是涼快的，那麼你每小時需要大約 0.65 公升的水分，這 0.65 公升的水分補給，便需看看賽道水站的分佈。水站的位置分佈如下：

表 10.5　10 公里賽水站位置（2 個）

距離 （公里）	水站之間的距離 （公里）	位置
4.1		10 公里賽折回點附近
8.2	4.1	港燈中心對出；東區走廊（西行），起點等候區對面

從表 10.5 至 10.7，我們可以看到水站的供應是絕對充裕的。半馬拉松和全馬拉松的水站距離最近是 1.3 公里，最遠的是 4 公里。每一個水站都有濕水海棉、蒸餾水及運動飲料供應。至於，參賽者是否需要在每個水站補充水分及運動飲料，則視乎他們的體重、配速及當天的天氣。

表 10.6　半馬拉松水站位置（7 個）

距離 （公里）	水站之間的距離（公里）	位置
4.2		3 號幹線，南昌港鐵站附近
7.3	3.1	3 號幹線，香港國際貨櫃碼頭附近（折返點）
9.3	2.0	3 號幹線，南昌港鐵站附近
12.2	2.9	西九龍公路（佐敦道天橋對出）
15.8	3.6	干諾道西天橋上（西區體育館附近）
18.3	2.5	在龍和道附近
19.6	1.3	灣仔運動場後面，鴻興道，臨上馬師道天橋前

　　如前所述你的體重有 70 公斤，預算 5 小時內完成全馬拉松。在涼快的天氣下，每小時需要補充大約 0.65 公升的水分。若你在首小時跑了約 8.5 公里，可以不用在第一及二個水站補給水分。有需要可以從第三個水站開始慢慢補充水分或運動飲料。跑到第 2 個小時，你應經過水站 3 至 6（約跑了 17 公里，到青馬大橋的青衣橋塔處）。由於每小時需要大約 0.65 公升水分。所以理論上每次經過水站

表 10.7　全馬拉松水站位置（16 個）

	距離 （公里）	水站間距離 （公里）	位置
1	4.2		3 號幹線，南昌港鐵站附近
2	6.7	2.5	昂船洲高架道出口
3	9.1	2.4	青衣東高架道
4	11.2	2.1	南灣隧道入口
5	15.2	4	過青馬橋後約 500 米（第一折返點）
6	17.0	1.8	青馬大橋（青衣橋塔）
7	19.3	2.3	汀九橋（青衣橋塔）
8	20.7	1.4	汀九橋（青衣橋塔）
9	23.4	2.7	長青隧道入口（往九龍方向）
10	26.4	3	3 號幹線，青衣南橋上行支路
11	28.4	2	3 號幹線，香港國際貨櫃碼頭附近
12	30.4	2	3 號幹線，南昌港鐵站附近
13	33.3	2.9	西九龍公路（佐敦道天橋對出）
14	36.9	3.6	干諾道西天橋上（西區體育館附近）
15	39.4	2.5	在龍和道附近
16	40.7	1.3	灣仔運動場後面，鴻興道，臨上馬師道天橋前

應攝取約 162 毫升,即大約半個紙杯的水量。進入第 3 個小時,你會經過水站 7 至 9,在每一個水站可以多喝一點。第 4 小時會經過第 10 至 13 水站,因水站 13 距離水站 14(西九龍公路,佐敦道天橋對出至干諾道西天橋上,西區體育館附近)約達 3.6 公里。此路段也是全程最辛苦的階段,所以必需補給充足水分、運動飲料或食用能量補充包和食物,攝取碳水化合物等。進入馬拉松跑的第 5 個小時,除了補充水分,還需補給足夠能量,畢竟這時你已經持續運動超過 4 小時了。其實食用能量補充包,或從食物中攝取碳水化合物可以在賽程的一半或比賽後 2 小時開始慢慢補充。水站會有朱古力及香蕉供應,但最好自備一些能量補充包,以備不時之需。

10.7　新增輪椅賽

2012 年渣打馬拉松首次加入輪椅賽事,事實上,賽會曾在 2011 亦有主辦輪椅賽事,可惜參與人數未達賽會要求而取消。每年的香港渣打馬拉松的確是全城盛事,傷健共融亦是大家的目標。翻查以往紀錄,參加香港渣打馬拉松的包括很多身體有障礙的人士(例如失明、需佩戴義肢的人士等),今次輪椅賽包括全馬拉松及三公里兩組組別。全馬拉松組是為素有訓練的輪椅馬拉松選手而設的。

　　1974 年美國殘疾選手 Bob Hall 在美國俄亥俄州的托萊多（Toledo）的比賽中以 2 小時 54 分完成賽事，可算是第一位輪椅馬拉松選手。其後他在 1975 年的波士頓馬拉松以 2 小時 58 分完成，並首次將輪椅馬拉松賽融入常規的馬拉松賽事。至此之後，世界上知名的馬拉松賽事，都有輪椅組別，而輪椅馬拉松賽的競賽水準亦與常規的馬拉松賽事一樣，水平不斷提高。現時的最快時間是由南非選手范戴克（Ernst Van Dyk）在 2004 年以 1 小時 18 分 27 秒創下世界紀錄，比常規的馬拉松多快 45 分鐘！

　　賽會今年亦將全馬輪椅馬拉松賽安排在早上 6 時 10 分舉行，比常規馬拉松賽提早 35 分鐘，好讓選手有更好的發揮機會。至於 3 公里的輪椅賽事會安排在香港灣仔運動場起步，終點同樣在維園。3 公里賽事是為身體有殘疾，需要輪椅代步的朋友，讓他們能像常人一樣，參與這場全城盛事，達到身心健康。留意當天會有 6 萬多名參賽者參與賽事，在個別路段上可能比較擠迫，不過大家應共同參與，互諒互讓，達到真正的傷健共融是一家！

10.8　鄰近國家的馬拉松

　　馬拉松跑確是迷人，不少跑手除了是香港馬拉松的忠實擁躉外，每年都往外地參加馬拉松跑，寓比賽於旅遊，一舉兩得。而每個地區的馬拉松，都有其吸引跑手的特色。歷史最悠久的當然要算於 2012 年已是第 115 屆的波士頓馬拉松；獎金最高及參與人數最多的是紐約馬拉松；要創造好成績首選是賽道平坦、氣溫適宜的柏林馬拉松，或另類的波爾多梅鐸馬拉松。中國、台灣及日本每年都吸引不少香港跑手去一顯身手，以下重點介紹三個港人經常參與，又沒有參賽門檻的鄰近馬拉松賽事。

廈門國際馬拉松

2011 年度，中國田徑協會共舉辦了 11 項馬拉松賽事，當中歷史最悠久的是北京國際馬拉松，2011 年已是第 31 屆。廈門國際馬拉松賽則從 2003 年開始舉辦，2012 年已經是第 10 屆。這 10 年間中國田徑協會和廈門市政府努力打造下，成為國內第二大受歡迎及矚目的馬拉松盛事，2007 年 12 月被國際田聯評為“國際田聯路跑金牌賽事”。廈門國際馬拉松賽的優勢在於其地理環境及配套。

廈門位處亞熱帶，四季如春，一月的氣溫多在攝氏 10 多度左右，非常適合舉辦馬拉松賽事。同時廈門的空氣質素比國內很多城市佳，賽道寬敞平坦，上落坡幅少於 25 米。大部分賽道都在沿海的環島路上，從金門島隔海相望的廈門國際會議展覽中心出發，沿途既有依山傍海、風景如畫的環島路，亦有廈門其它景點點綴。道路兩側多有綠化地帶，便於觀眾為跑手打氣，的確是一個能創造好成績的馬拉松賽道。

參考 2012 年廈門國際馬拉松賽路線圖，沿途的水站及飲料站相當充裕，從 5 公里開始有水站供應，相隔 2.5 公里便另有水站或飲料站，有興趣的參賽者參考 10.6 章有關水站分佈及補充水量的部分作好分配。

廈門國際馬拉松網站：

http://www.xmim.org/index.asp

台北馬拉松

香港與台北不過是個多小時的飛行距離，很多跑手都把台北作為海外徵戰的第一站。台北馬拉松是台灣最大型的馬拉松賽事，由台北市政府及中華民國路跑協會共同主辦。每年比賽均選在 12 月中舉行，平均溫度在 18 度左右。起點和終點在市政府前的新仁愛路廣場，賽道主要環繞市中心道路，上落坡幅少於 20 米。

參考 2011 年台北馬拉松賽路線圖，從 5 公里開始有水站供應，但要再相隔 5 公里才有另一個水站，可參考 10.6 章有關水站分佈及補充水量的部分作好分配。

中華民國路跑協會台北馬拉松網站：

http://www.sportsnet.org.tw/

東京國際馬拉松

在亞洲最盛行馬拉松跑的地區應是日本，2011
年日本全國共舉辦了 65 次馬拉松跑，共 263,892 人
完成全程馬拉松。最負盛名的當然是福岡及東京馬
拉松，歷史最悠久的滋賀縣大津市的琵琶湖國際馬
拉松，它於 1946 年開始舉辦，而福岡馬拉松則於
1947 年舉辦，至 2012 年已經是第 66 屆了。福岡
馬拉松在每年 12 月的第　個星期日舉行，賽事競
技水準極高，過往 15 屆的冠軍都在 2 小時 9 分之
內完成。選手參賽資格亦很高，參加 A 組的要在過
去二年內跑過 2 小時 27 分的成績；參加 B 組的，
要求比較低，但亦要在 2 小時 42 分內完成。這成
績一般跑手都不易達到。要和世界級馬拉松同場競
技，但又不需要考慮參賽資格的首選，自然是東京
馬拉松了。

東京國際馬拉松的歷史比福岡馬拉松為短，
1981 年才是第一屆，但發展至今已成為全日本最多
國內外人參與的馬拉松，但人數只限於 35,500 名，
所以向隅者甚眾。東京馬拉松受歡迎的原因除了是
比賽時天氣適中（東京 2 月的氣溫平均在 8~9 度左

右) 及賽道環繞寬敞平坦的市中心，首 10 公里主要是微下斜，10~35 公里主要是平路，36~42 公里上落坡幅少於 20 米外。最重要是時限設在 7 小時，這對於第一次想跑畢馬拉松的跑手來說，是非常吸引的。

　　參考 2013 年東京國際馬拉松賽路線圖，馬拉松的組織及設施非常完善，水站設施、救傷站位置、分段時限等在跑手手冊都有詳述。

表 10.8　水站設施

水站位置	水	運動飲料	香蕉	麵包	葡萄乾	糖
5 公里	✓	✓				
7 公里	✓					
10 公里	✓	✓				
12 公里	✓					
15 公里	✓	✓				
17 公里	✓					✓
20 公里	✓	✓				
22 公里	✓		✓	✓	✓	✓
25 公里	✓	✓				
27 公里	✓		✓		✓	✓
30 公里	✓	✓				
32 公里	✓		✓	✓		
35 公里	✓	✓				
38 公里	✓		✓		✓	✓
40 公里	✓	✓				

表 10.9　全程馬拉松時限

位置	時限
5.6 公里	1 小時 20 分
10.5 公里	1 小時 54 分
15.4 公里	2 小時 37 分
20.4 公里	3 小時 21 分
25 公里	4 小時 03 分
30 公里	4 小時 46 分
34.6 公里	5 小時 27 分
38.3 公里	6 小時 16 分
41.5 公里	6 小時 53 分
42.195 公里	7 小時 00 分

　　據東京國際馬拉松的網頁顯示，2013 年馬拉松的報名人數是 304,000 名，成功被抽中率少於 8%，想參加東京國際馬拉松的朋友，可能要等到 2014 年了。

　　東京國際馬拉松網站：

http://www.tokyo42195.org/2013_cht/